ゼロから知りたい!

糖質の

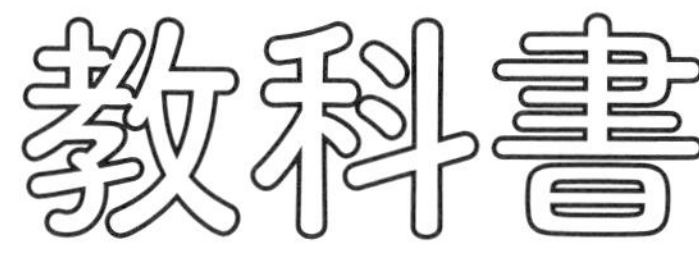

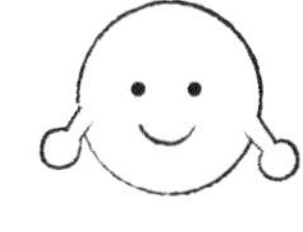

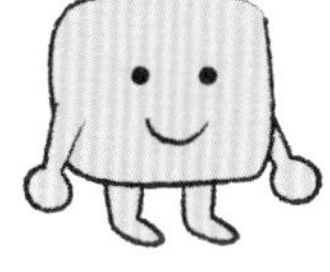

長野松代総合病院ダイエット科部長

前川 智

西東社

どれくらい知っていますか？

「糖質」のこと。

「糖質制限」「糖質オフ」など、「糖質」という言葉がよく使われるようになりましたが、正しい知識をお持ちでしょうか。

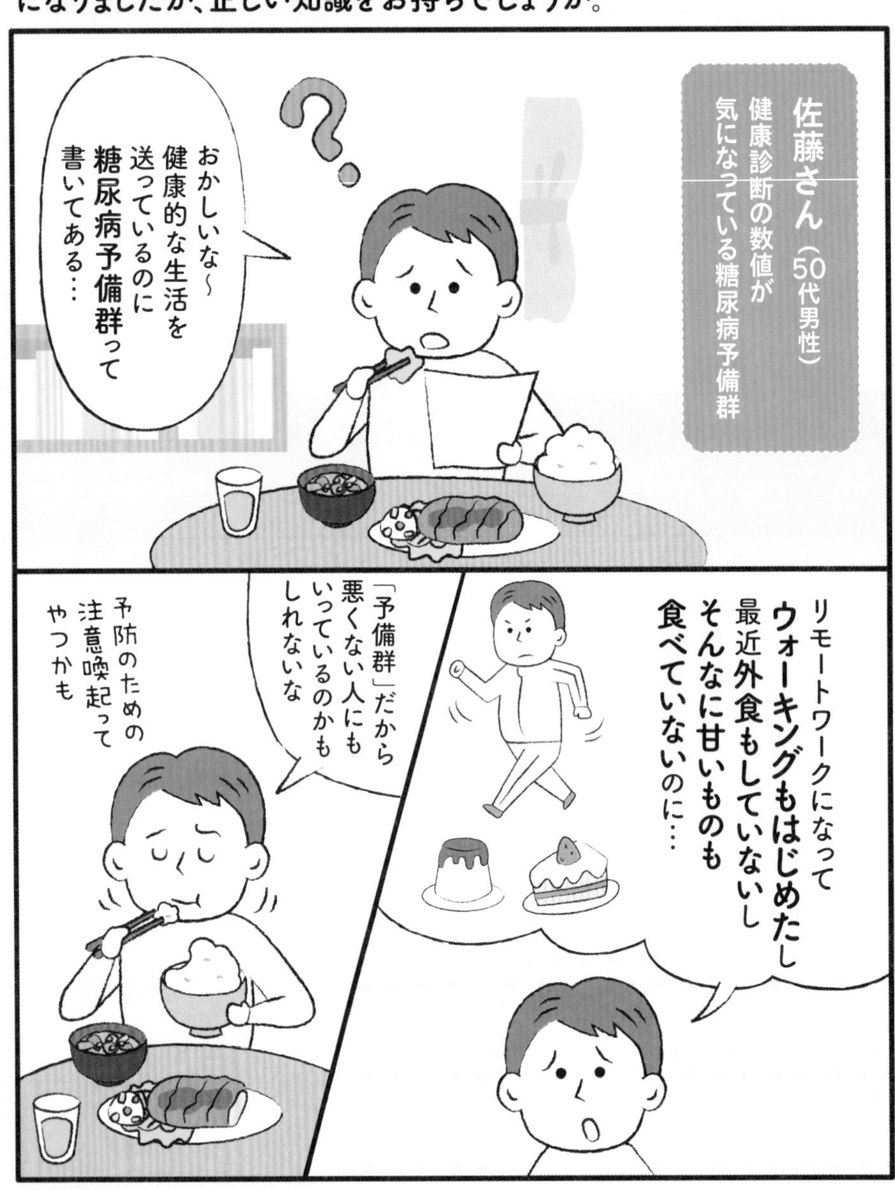

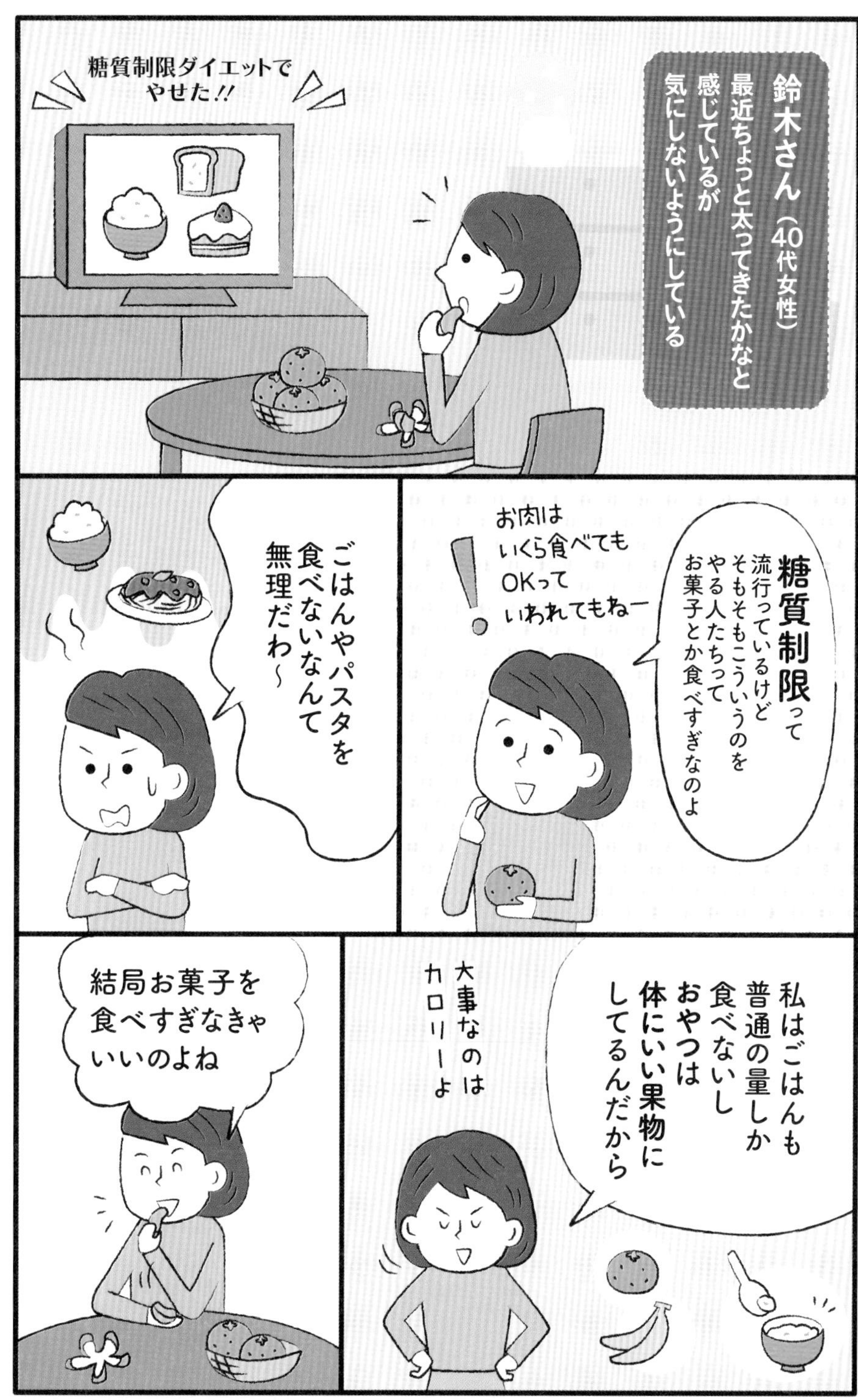

鈴木さん（40代女性）
最近ちょっと太ってきたかなと
感じているが
気にしないようにしている
糖質制限ダイエットで
やせた!!
糖質制限って
流行っているけど
そもそもこういうのを
やる人たちって
お菓子とか食べすぎなのよ
お肉は
いくら食べても
OKって
いわれてもねー
ごはんやパスタを
食べないなんて
無理だわ～
私はごはんも
普通の量しか
食べないし
おやつは
体にいい果物に
してるんだから
大事なのは
カロリーよ
結局お菓子を
食べすぎなきゃ
いいのよね

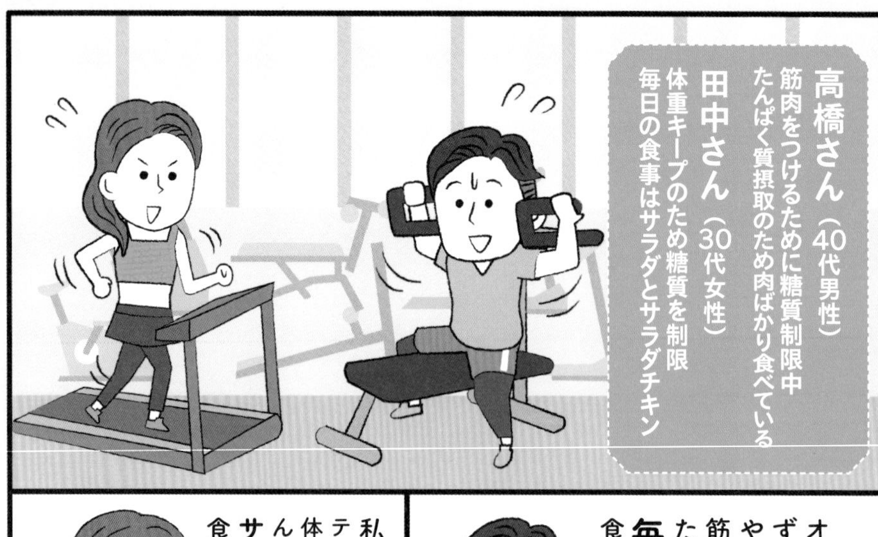
高橋さん（40代男性）
筋肉をつけるために糖質制限中
たんぱく質摂取のため肉ばかり食べている
田中さん（30代女性）
体重キープのため糖質を制限
毎日の食事はサラダとサラダチキン

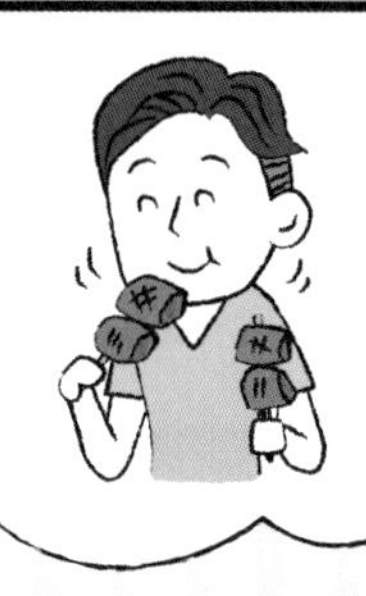
オレ
ずっと糖質制限
やってるんだよね
筋肉には
たんぱく質！
毎日ステーキ
食べてるよ！

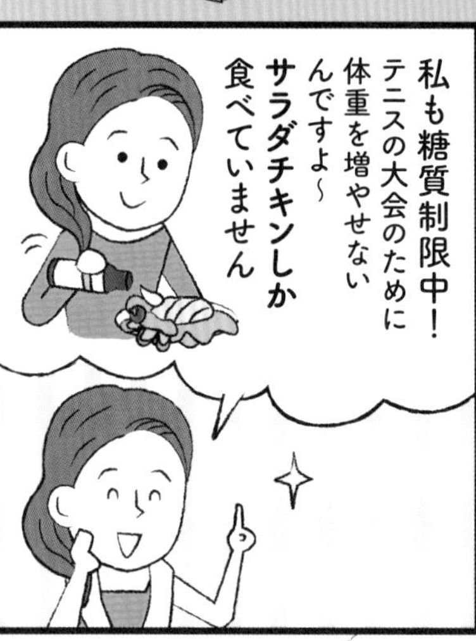
私も糖質制限中！
テニスの大会のために
体重を増やせない
んですよ〜
サラダチキンしか
食べていません

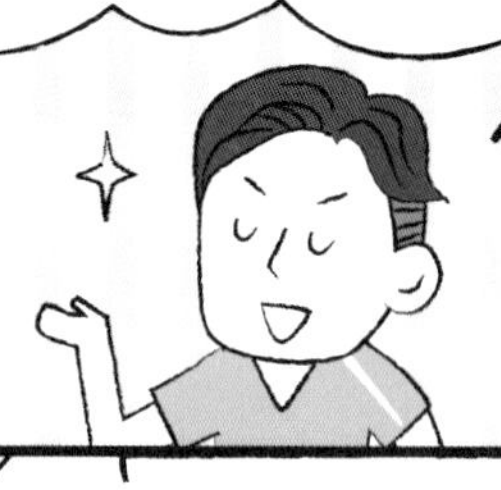

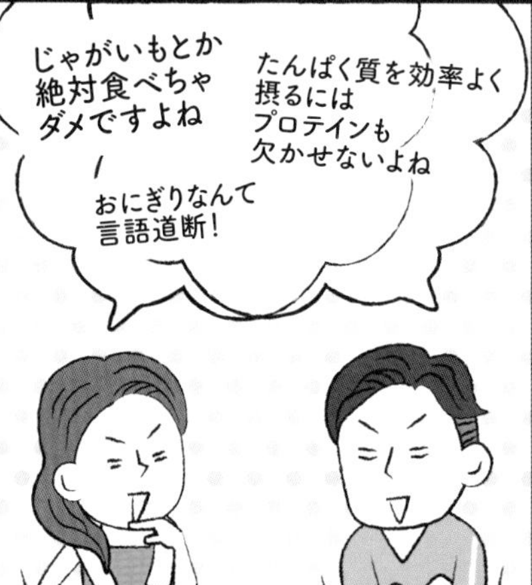
じゃがいもとか
絶対食べちゃ
ダメですよね
たんぱく質を効率よく
摂るには
プロテインも
欠かせないよね
おにぎりなんて
言語道断！

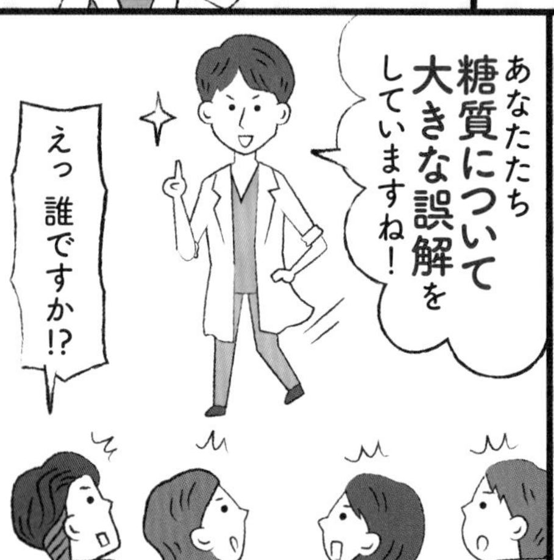
あなたたち
糖質について
大きな誤解を
していますね！
えっ 誰ですか!?

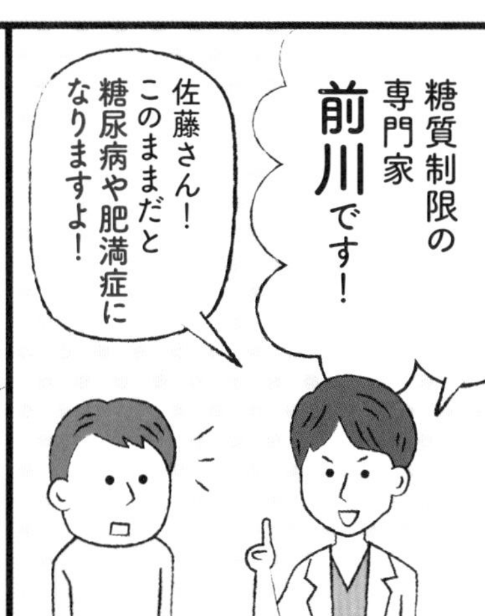

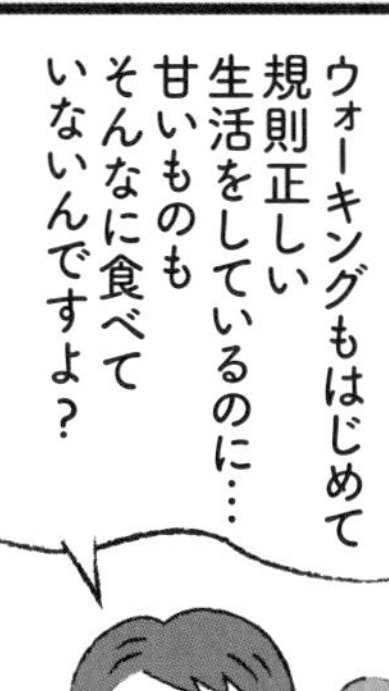

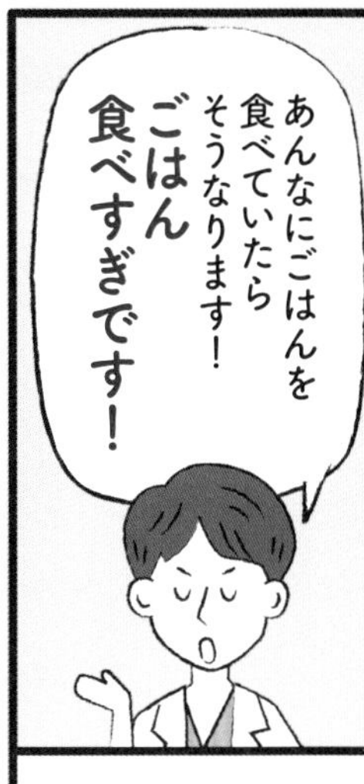

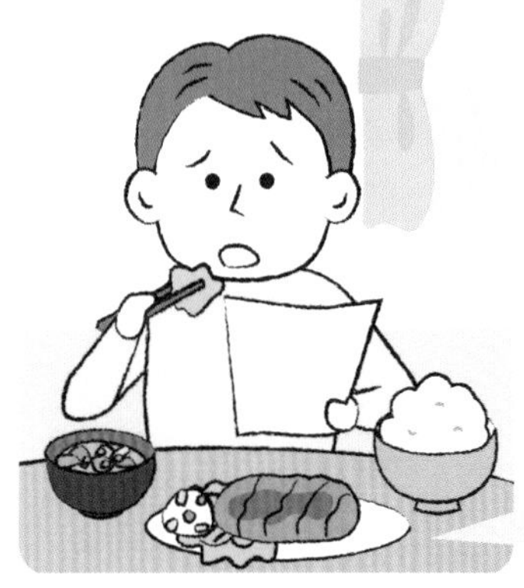

1食の合計 糖質100.9g！

なんと 角砂糖※25.2個分！

※角砂糖1個＝4g

佐藤さんが食べていた とんかつ定食には…

大盛りごはん 200g ＝糖質 71.2g

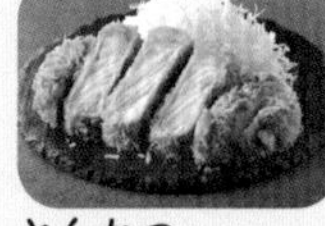

とんかつ ＝糖質 14.1g

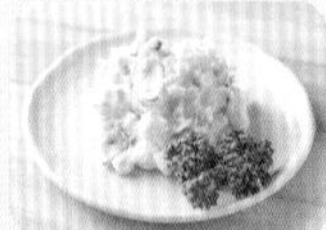

ポテトサラダ ＝糖質 8.4g

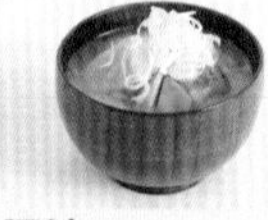

豚汁 ＝糖質 7.2g

＋

◉脂質が脂肪に変わる際に糖質が必要である

◉糖質と脂質の組み合わせは食欲を増進させ食べすぎる

➡ **糖質＋脂質で さらに太る！**

鈴木さんは
おやつに
みかん食べすぎ！
3個で
糖質24・6g
ですよ
先生の
いうとおりです
果物はビタミンCが
たっぷりで
美容と体に
いいんですよ！
フルーツ
ダイエットと
いうのも
あるくらいです
果物は体脂肪に
なりやすい
糖質が多いので
お菓子と
同じですよ！

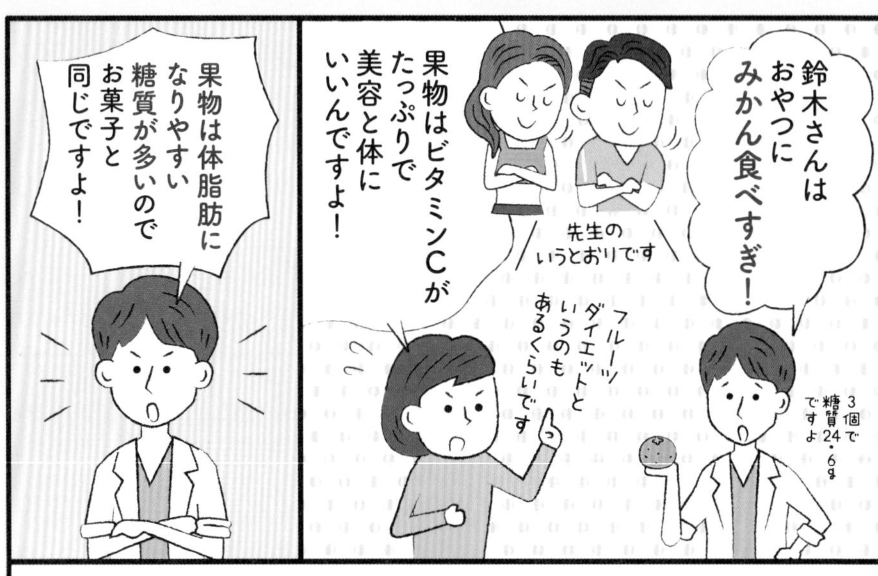

糖質量をくらべてみましょう！

果物

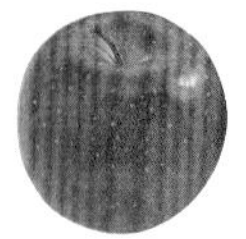

りんご
1個あたり
36g

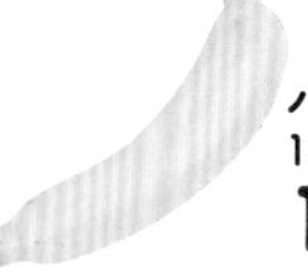

バナナ
1本あたり
15.4g

お菓子

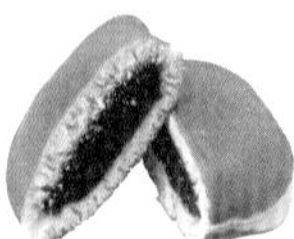

どら焼き
1個あたり
39.2g

しょうゆ
せんべい
1枚あたり
16.7g

飲み物

オレンジジュース
200mlあたり
22.5g

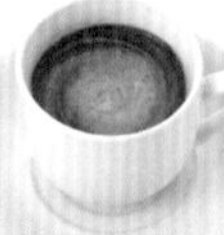

ココア
200mlあたり
20.8g

体によさそうな果物も糖質多！

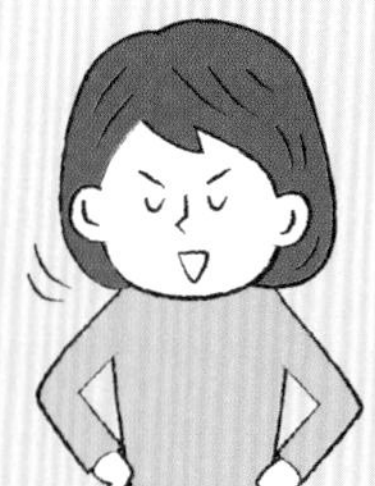

太って見えない鈴木さん

外見上太っているようには見えず、BMIの数値が肥満に当てはまらなくても、内臓脂肪が蓄積している場合が…

内臓脂肪型肥満かも！？

ところで
高橋さん
田中さんは
少しは糖質を
摂ったほうが
いいですよ！
あとたんぱく質が
偏りすぎです
糖質を摂ると
太るじゃないですか！
お肉はいくら
食べてもいいって
聞きました！

たしかに
糖質は摂りすぎると
肥満の原因に
なりますし
体によくありません
でも完全なる
悪者ではないのです

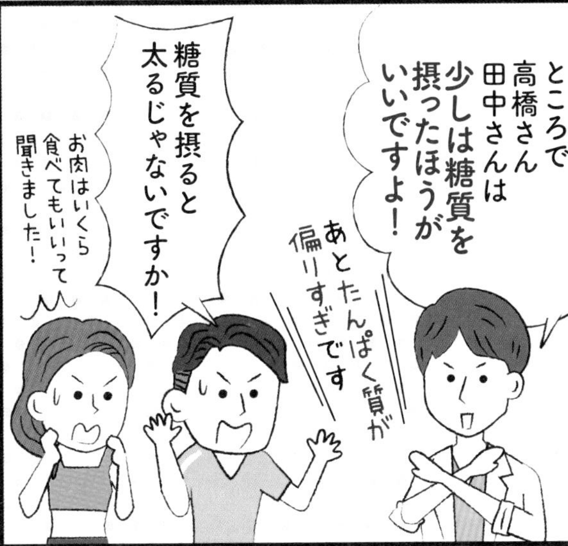

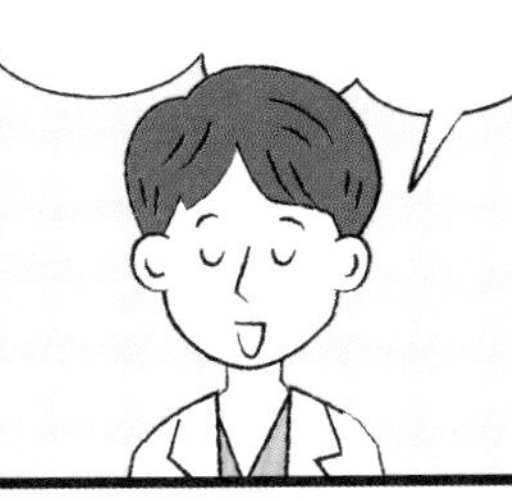

糖質制限＝肉食ダイエットではない！

肉ばかり食べると悪玉コレステロールが増えてしまうことがある。たんぱく質はバランスが大事！

ちまたには糖質についての情報があふれていて、情報の取捨選択に悩まれている方も少なくないと思います。私はダイエット専門医として、糖質の摂りすぎによって不健康になってしまった多くの人の診療にあたってきました。そのなかで「人は糖質とどう向き合うべきか」を日々模索し、まとめたのが本書です。

さあこれから糖質について学んでいきましょう！

糖質が必要な人もいる⁉

余分な脂肪がなく
とても活動量が多い人は…

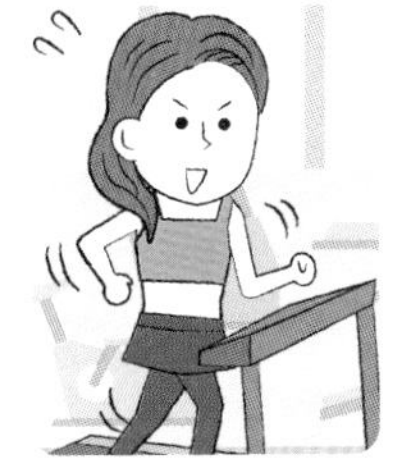

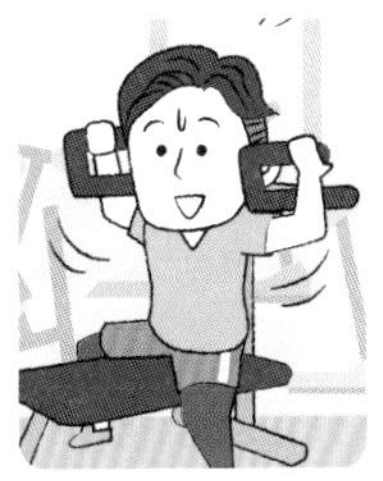

- ハードな運動をしているなど、とても活動量の多い人は、効率よくエネルギー摂取できる糖質が少しは必要！
- 余分な脂肪がない人が糖質をまったく摂らないと筋肉を分解しはじめるため、パワーが出ない、筋肉がつかないなどの悪影響が出ることもある！

糖質とは ハイオクガソリン

脳や筋肉のエネルギー源として
もっとも早く代謝される

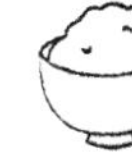

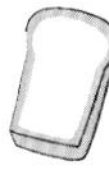

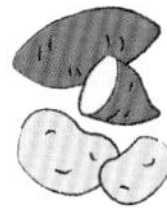

糖質中毒セルフ診断

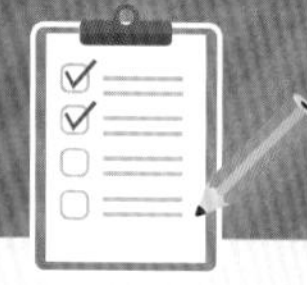

以下の「はい・いいえ」に○をつけてみましょう。

1	日中に疲れが出てしまう、あるいはお腹が空いてしまう	[はい・いいえ]
2	食後にデザートを食べても、デザートをもっと欲しいと思う	[はい・いいえ]
3	甘いものやスナック菓子、パン、いも、とうもろこしなどを食べはじめると、なかなかやめられなくなってしまう	[はい・いいえ]
4	デザート抜きの豪華な食事よりも、普通の食事にデザートをつけたいと思う	[はい・いいえ]
5	きちんと食事をとったあと、もう一度食事がとれそうな気がする	[はい・いいえ]
6	肉と野菜だけの食事では満足できない	[はい・いいえ]
7	疲れているときにケーキやクッキー、チョコレートなどを食べると、気分が回復し、元気になる	[はい・いいえ]

最初の1回だけでなく
定期的に
診断してみてください

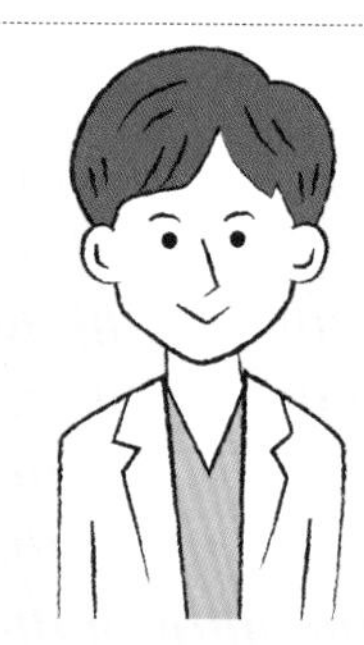

出典：アカデミアジャパン株式会社「低炭水化物ダイエットのすべて」を一部前川医師により改変

8	ごはん、パン、パスタ、じゃがいも、デザートなどを食べて、ほかに野菜を食べないことがある	[はい・いいえ]
9	ごはん、パン、パスタ、じゃがいも、デザートなどを食べたあとに、強い眠気に襲われることがある	[はい・いいえ]
10	自分が食事をしていないときに、ほかの人が食べていると落ち着かず、うらやましく思う	[はい・いいえ]
11	夜食を食べないと眠れないことがある	[はい・いいえ]
12	夜中に目が覚めてしまい、何か食べないと眠れないことがある	[はい・いいえ]
13	外食や会食の予定があっても、普段の食事時間より遅くなるときは、その前に少し食べてから行くようにしている	[はい・いいえ]
14	人に隠れて食べることがある	[はい・いいえ]
15	レストランで食事が運ばれてくる前に、パンを食べすぎてしまうことがある	[はい・いいえ]

「はい」の数が 3 個以下 ▶ **糖質中毒ではありません。**

「はい」の数が 4 個以上 ▶ **糖質中毒の可能性があります。注意が必要です。**

「はい」の数が10個以上 ▶ **糖質中毒です！　改善する必要があります。**

糖質中毒の説明は20ページ

Contents 目次

PART 3 糖質制限

必ずやせる！ 糖質制限ダイエット

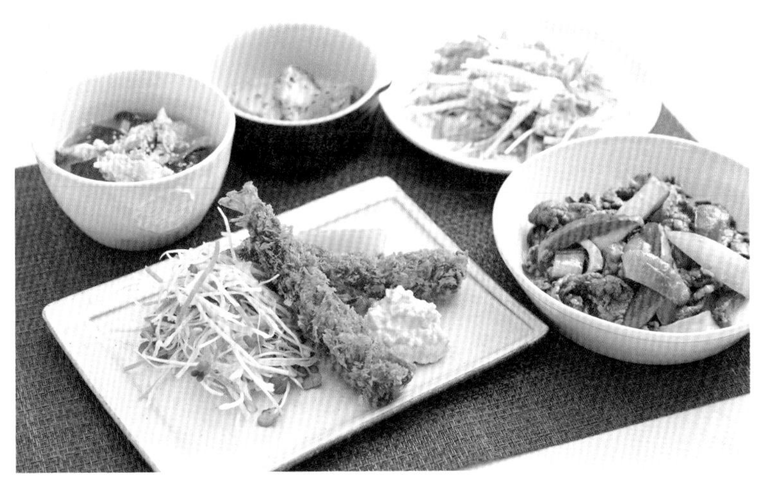

PART 4 行動療法 いますぐやめる！糖質過多生活

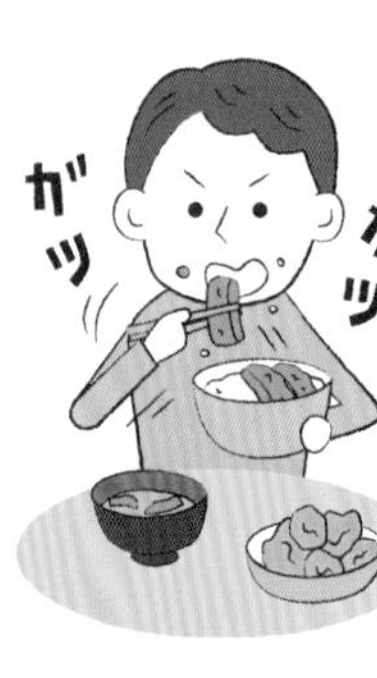

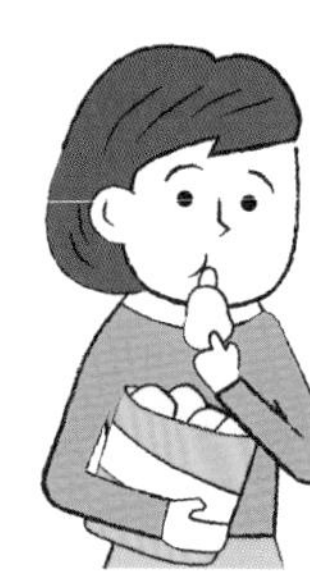

PART 5 糖質Q＆A 糖質制限カウンセリング

本書について

●本書は特に明記がない限り2021年3月22日時点の情報に基づいています。
●本書掲載の栄養成分の数値は、日本食品標準成分表2021年度版（八訂）に準じていますが、一部2020年以前の調査データについては、調査時の算出方法に基づいています。
●持病や基礎疾患のある方が糖質制限を行う場合は、必ず医師の診断を受けて適切に行ってください。112ページの「自己判断で糖質制限を行ってはいけない人」もご一読ください。

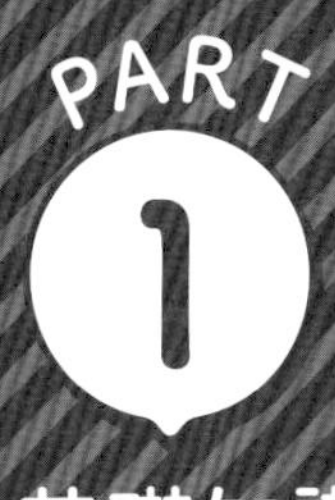

PART 1

基礎知識

糖質について知りましょう

1 糖質っていったい何⁉

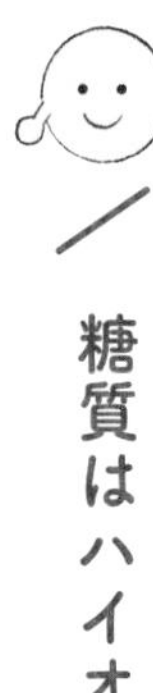

糖質はハイオクガソリン

生命維持に不可欠な三大栄養素って？

食べ物にはさまざまな栄養素が含まれます。なかでも三つの重要な栄養素をご存じでしょうか。答えは、「糖質」「脂質」「たんぱく質」。この三大栄養素について理解することが、肥満や糖尿病などの生活習慣病を予防するうえで非常に重要になってきます。

「糖質」は、炭水化物から食物繊維を引いたものです。ごはんやパン、うどんなどの主食、いも類、果物、根菜類、砂糖などに多く含まれ、糖質は脳や筋肉のエネルギー源として重要な役割を果たしています。さらに、一口に糖質といってもさまざまな種類があり、理解が必要です（左ページ）。

「脂質」は、細胞膜やホルモンの構成成分で、私たちの体にとって欠かせない栄養素です。肉の脂肪、調理用油、バター、ナッツなどに含まれます。

「たんぱく質」は、私たちの筋肉や臓器、皮膚、毛髪、爪、血液、酵素、抗体などをつくる原料であり、肉や魚、卵、大豆製品などに含まれます。

瞬時にエネルギーになる糖質

さて、みなさんに質問です。すごく疲れたとき、「チョコレート」を欲しませんか？　それは本能的にチョコ（糖質）は、素早くエネルギー源となり体力回復が早いことを知っているからです。

車の燃料にたとえるなら「糖質」は瞬時にエネルギーになるハイオクガソリン、「脂質」や「たんぱく質」はゆっくりエネルギーを消費するレギュラーガソリンといったところでしょうか。

三大栄養素の役割

糖質
（1gあたり4kcal）
＝
ハイオクガソリン

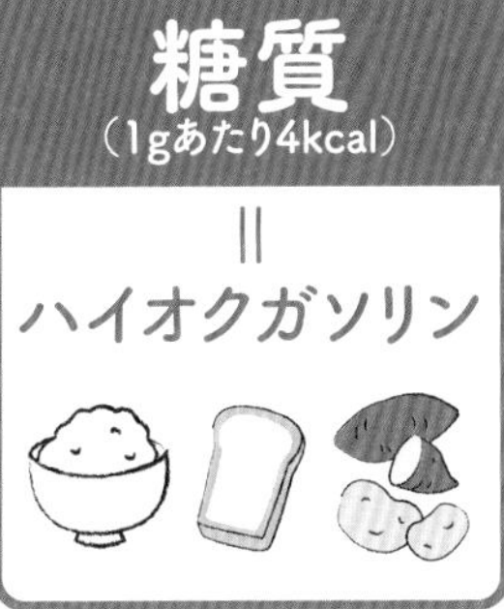

脳や筋肉のエネルギー源として素早く代謝される。ごはんやパン、うどんなどの主食、いも類、果物、根菜類、砂糖などに含まれる。

脂質
（1gあたり9kcal）
＝
ボディ、
レギュラーガソリン

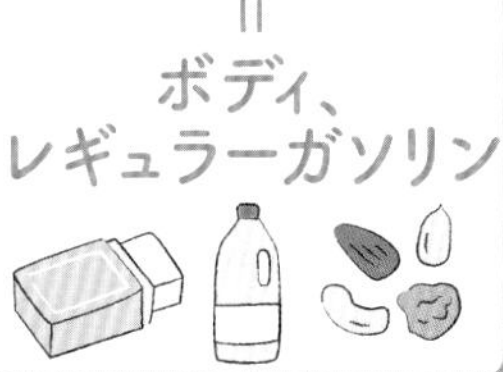

細胞膜やホルモンの構成成分でエネルギー源にもなる。肉の脂肪やバター、ナッツなどに含まれる。

たんぱく質
（1gあたり4kcal）
＝
ボディ、
レギュラーガソリン

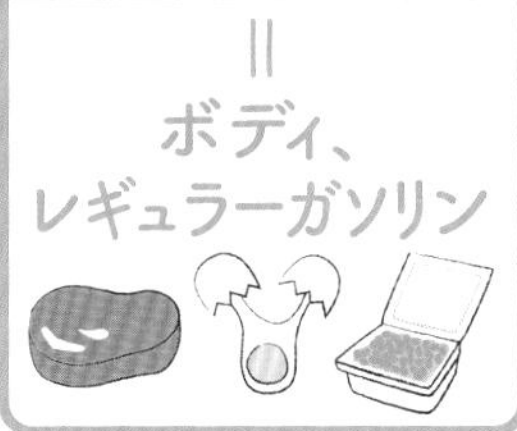

筋肉、臓器、皮膚、毛髪、爪など、体を作る原料となる。肉や魚、卵、大豆製品などに含まれる。

炭水化物と糖質、糖類の関係

炭水化物は糖質と食物繊維を合わせたもので、糖質の量は炭水化物量から食物繊維量を引いた分になる。糖質の中にもさまざまな種類がある。

糖質＝炭水化物－食物繊維

炭水化物＝糖質＋食物繊維

- 炭水化物
  - 食物繊維
  - 糖質
    - 多糖類（でんぷん）→ 穀類、いも類、豆類など
    - オリゴ糖（少糖類）
    - 糖アルコール …… ソルビトール、マルチトール、キシリトール、エリスリトールなど
    - 人工甘味料 …… アスパルテーム、アセスルファムカリウム、スクラロース
    - 糖類 → お菓子、果物、清涼飲料水、牛乳など
      - 二糖類 …… ショ糖（砂糖）、乳糖、麦芽糖
      - 単糖類 …… ブドウ糖、果糖、ガラクトース

2 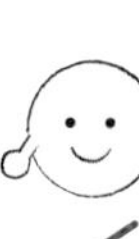 ／蓄積力バツグンな「糖質」＼ 糖質はほぼ100%体内に吸収される！

糖質は最も体脂肪になりやすい

「糖質」が「脂質」や「たんぱく質」と異なるところは、私たちの体の構成成分に使用されず、エネルギー源としてのみ使用されるということです。

食事で摂取した「摂取エネルギー」が、日常生活で消費する「消費エネルギー」を超えると、余ったエネルギーは体脂肪として蓄積されますが、三大栄養素の中で「糖質」が最も体脂肪として蓄積されやすいという特徴があります。

「糖質」が体内に入ると、消化・分解され、ブドウ糖に変化し、私たちの体に消費エネルギー分を供給したら、将来の大きな活動に備えて、肝臓や筋肉にグリコーゲンとしてある程度は蓄えられます。では、そのほかの余った「糖質」はどこにいくのでしょうか。すべて脂肪に変化し、体脂肪として蓄積されてしまうのです。

さらに「糖質」は、「脂質」「たんぱく質」とくらべて非常に吸収されやすいという点がポイント。焼肉を食べすぎて下痢をした経験をお持ちの方もいると思います。「脂質」は消化に時間がかかり、「糖質」よりも吸収されにくい成分です。過剰摂取すると分解されず、そのまま腸に移動し、脂肪性下痢をきたすのです。肉類に多い「たんぱく質」も脂質を含むものが多いため、すべてが吸収されるわけではありません。

それに引き換え、ごはんやパンに代表される「糖質」は、ほぼ100%スムーズに吸収されます。エネルギー源としては優れモノなのですが、過剰摂取はすべて体脂肪になる困ったモノでもあるのです。

PART 1 基礎知識
糖質について知りましょう

糖質が体内に入るとどうなる?

糖質を含む
食べ物を
摂取すると…

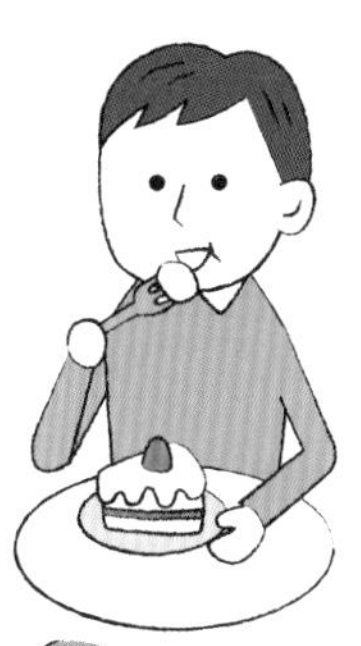

Step1
唾液(だえき)や膵液(すいえき)で
分解される

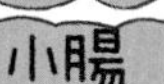

Step2
消化されてブドウ糖に
変化。小腸で血液中
に吸収される

Step3
血液中にブドウ糖が
増えると膵臓からイ
ンスリンが分泌され
て、ブドウ糖を取り込
んでいく

膵臓(すいぞう)
ブドウ糖
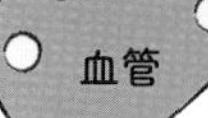

インスリン

体を動かすと

エネルギー

Step4
活動するための
エネルギーとして
消費される

余った糖は…

肝臓
筋肉

Step5
次の活動のために、
グリコーゲンとして
肝臓と筋肉に
備蓄される

さらに
余った糖は…

脂肪

Step6
体脂肪となって
蓄積される

摂取エネルギー ― 消費エネルギー

＝ 蓄積エネルギー ＝ 体脂肪

3 糖質は体に悪い!? 現代では、糖質は〝非常食〟

現代での活動量に見合った糖質摂取を

私は糖質制限による肥満治療を1000人以上に行い、100%に近い成果も出て、学会、書籍、テレビなどでその有効性を立証・解説してきました。さらに、近年は糖質制限がメディア等で取り上げられ、広く認知されるようになりました。一方で、「糖質は悪者」というような内容が多く、私は心の奥底で、「糖質は体に悪いのか？」と考え続けてきました。

以前、糖質制限の講演をしたときに、「先生は、肥満や糖尿病という病気の観点から糖質をとらえられていますが、スポーツトレーナーからすると、糖質はエネルギー効率が高く、とらえ方が異なります」と指摘され、私はこう考えました。「糖質は非常食だ。昔でいえば戦（いくさ）に行く、朝から晩まで農作業に従事する重労働を行うとき、現代ではスポーツ選手のような活動量の多い人に最適な栄養素なのだ！」と。

私たちの一世代前は、肉体労働が多く、エレベーター、自家用車という便利なものも少ない時代でした。必然的に活動量は多く、比較的安価でエネルギー効率が高い米（糖質）を重宝したのだと思います。

ではみなさんはいかがでしょうか。冷暖房完備の中でのデスクワーク、車での移動、ネット通販、特に運動することもなく、1日3回のごはんに加え、お菓子や果物を頬張る、というような方が多いのではないでしょうか。このように活動量の少ない現代人にとって糖質の過剰摂取は、肥満・糖尿病へ突き進んでいく元凶なのです。

昔と今の活動量のちがい

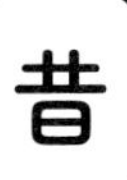

肉体労働や日常生活の活動量が多かった

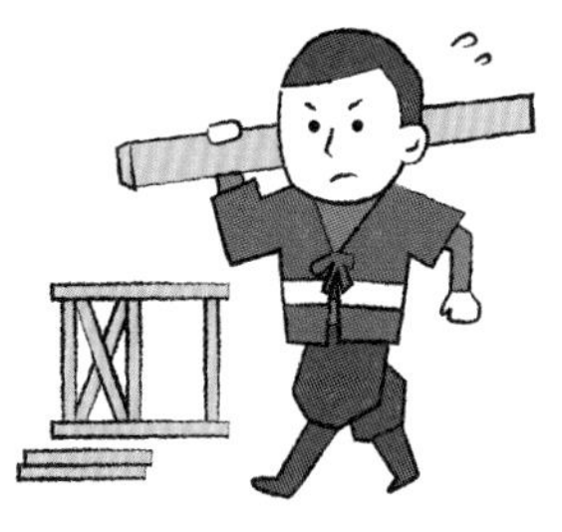

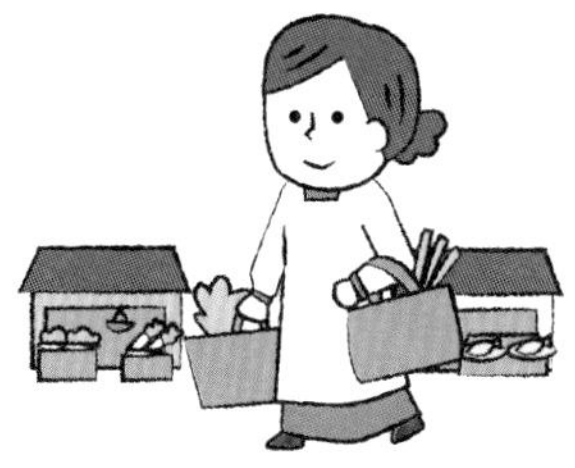

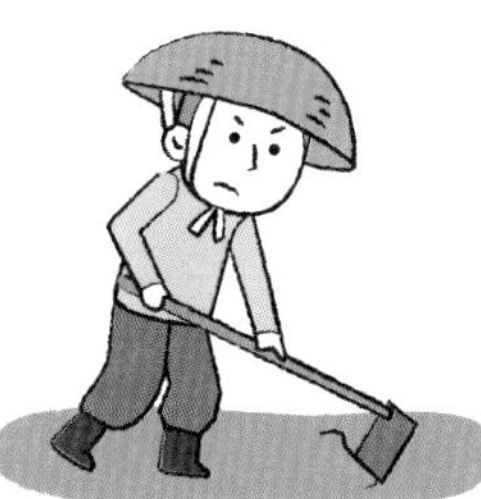

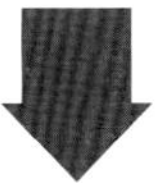

エネルギー（糖質）がたくさん必要だった

デスクワークや便利な移動手段が増え、
活動量が減った

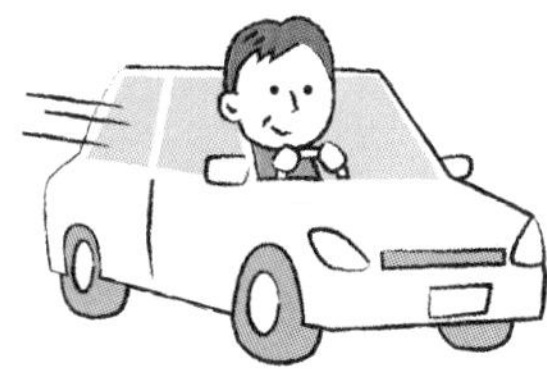

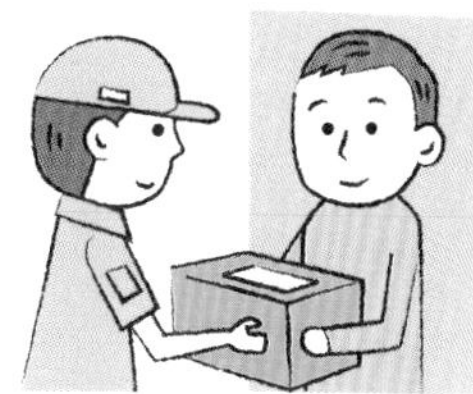

エネルギー（糖質）をそれほど必要としていない

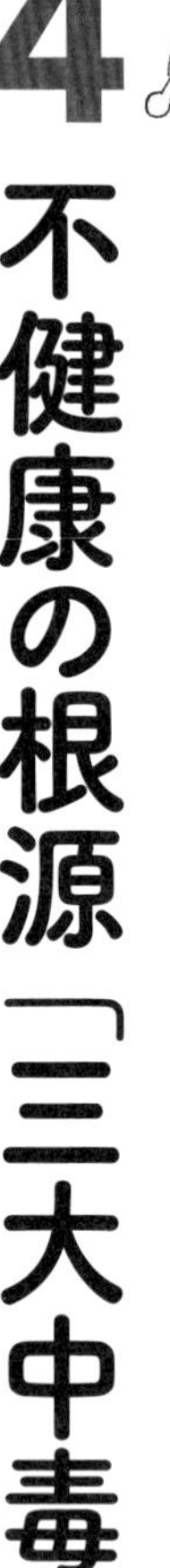

4 不健康の根源「三大中毒」

\ やめられない負のスパイラル! /

糖質には中毒性があります

三大中毒をご存知ですか?「アルコール中毒」「ニコチン中毒」、もうひとつは「糖質中毒」です。

糖質にも中毒性があるの? と疑問に思われる方もいると思います。例えば、「甘いものは太るからやめましょう」と医師や栄養士などからいわれ、しばらくは我慢できていても、だんだんと禁断症状が出てきて、少しだけなら、明日は食べるのをやめるから、などと理由をつけてついには常習的に食べはじめてしまう。これがまさに「糖質中毒」の症状です。

糖質を過剰に摂取すると、血糖値が急上昇し、アルコールやニコチン、コカインなどの麻薬中毒と同様に、脳内にドーパミンという神経伝達物質が放出され「幸福感」がもたらされます。しかし、その数時間後には血糖値が急降下し、さらに糖質を欲しくなるという「糖質過剰摂取による負のスパイラル」を起こします。

糖質中毒を離脱するには

私は2010年より糖質制限の食事療法を中心とした教育入院である1週間の「ダイエット入院」を行っています。「甘いもの好き」「ストレス解消」などといって甘やかしてきた自分を律し、身の回りにあるお菓子やごはんなどの糖質を好き勝手に食べていた環境から離れることで、「糖質中毒」からの離脱を目指す目的もあります。結果、糖質の摂取をセーブできなかった人が、「糖質中毒」から離脱できています。糖質の過剰摂取を自覚して、いかに強い意志で糖質から離れるか、ということが大事です。

三大中毒とは？

アルコール中毒
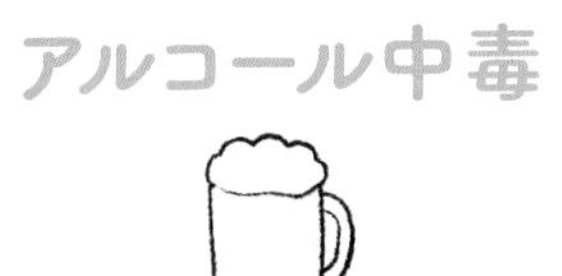

ニコチン中毒
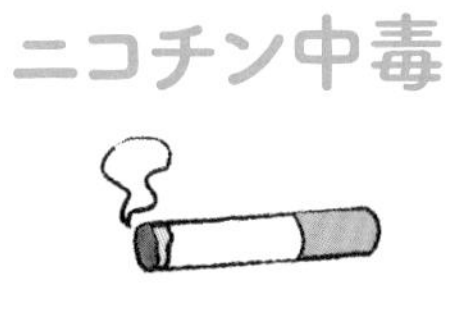

糖質中毒

糖質もアルコールやタバコなどと同様に、
「やめたくても我慢できない」という状態に陥ることがある。

糖質中毒に陥るしくみ

①糖質を過剰に摂取する

②血糖値が上がる

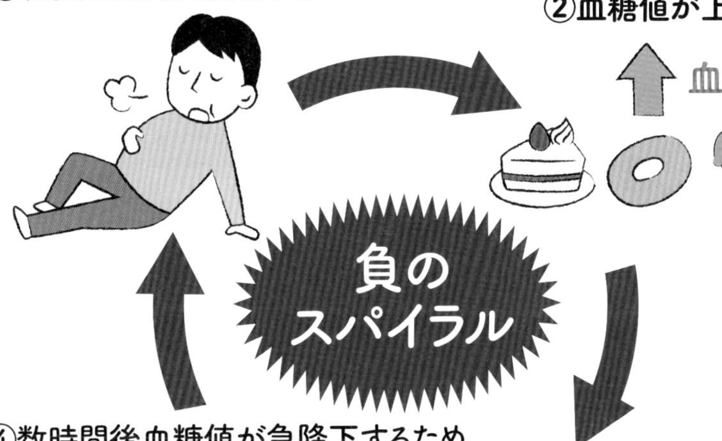

③幸福感がもたらされる

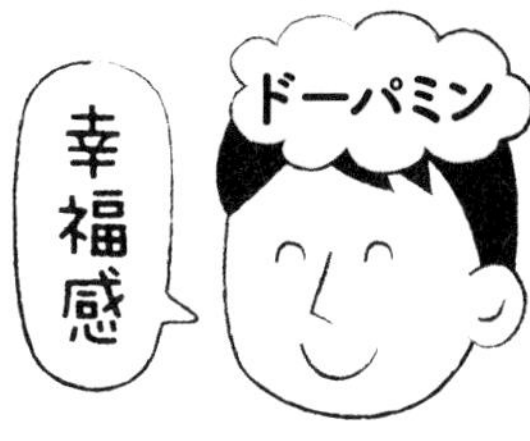

④数時間後血糖値が急降下するため、
血糖値を上げるために
もっと糖質がほしくなる

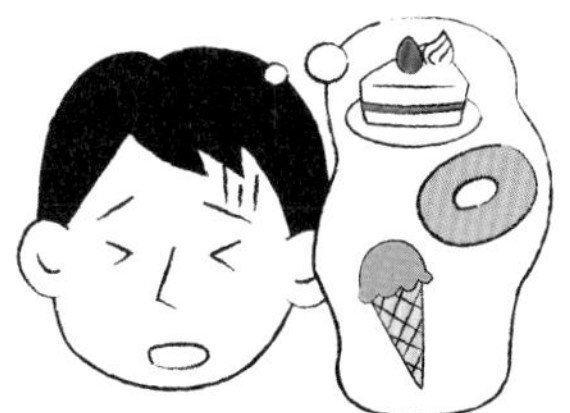

5 体調不良の原因、実は血糖値の乱高下

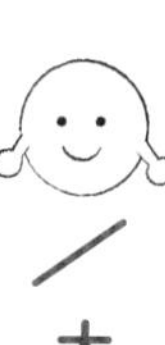

＼大量の糖質、早食いはダメ！／

恐ろしい病気も招く血糖値スパイク

食後1〜2時間すると眠さ、だるさ、イライラといった症状をきたしていませんか？　その原因は「血糖値スパイク」によるものかもしれません。

大量の糖質を含む食事や早食いをすると、血液中にブドウ糖が増えて急激に血糖値が上昇します。しばらくすると、膵臓（すいぞう）からインスリンが大量に分泌され、血糖値が急激に低下します。このように短時間に血糖値が乱高下することを血糖値スパイクといいます。血糖値が急降下することで、脳や自律神経にエネルギーが行き届かず、眠くなったりだるくなったり、イライラの原因になるのです。

人間の体は非常に真面目にできています。血糖値が急激に上昇すると、体が危機感を感じ、血糖値を下げなければと敏感に反応し、膵臓からインスリンを必要以上に出しすぎてしまうのです。血糖値スパイクをくり返すと、膵臓が疲弊（ひへい）して、最終的に糖尿病に移行します。さらに恐ろしいことに、血管の壁をボロボロに傷つけ、動脈硬化が進行し、心筋梗塞や脳梗塞を引き起こす危険性が高まります。また、血糖値スパイクは種々のがんや認知症の発症にも関連しているといわれています。

血糖値スパイクは、空腹時の血糖値は正常で、健診などでは発見されにくく、また自覚症状がない人も多くいます。体型や年齢を問わず、誰にでも起こりえるもので、日本では1400万人が血糖値スパイクをきたしていると推定されています。短時間に大量の糖質を摂取することが原因ですので、糖質制限が効果的なのはいうまでもありません。

血糖値スパイクとは？

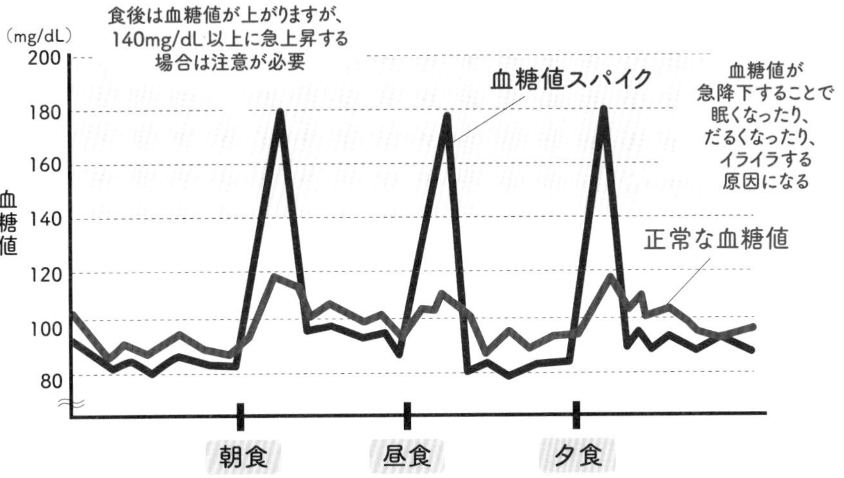

青線は適正量の糖質を摂っている健康な人の1日の血糖値の変化。赤線が大量の糖質を摂ったり早食いをしたりするなどで「血糖値スパイク」を起こしている人の1日の血糖値の変化。血糖値が140mg/dL以上に急上昇すると「血糖値スパイク」と判定される。

血糖値スパイクをくり返すと

- 糖尿病になる
- 動脈硬化を引き起こす
- 心筋梗塞や脳梗塞の原因になる
- がん・認知症のリスクを高める

誰にでも起こりえる、非常に危険な状態！

6 糖質は人類繁栄の立役者から悪者へ？

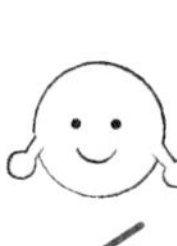

／穀物の常食は最近のこと＼

人間は雑食で糖質は少なめだった

人類の歴史を紐解いてみると、糖質制限食のような食事は必ずしも異常ではなく、むしろ現代のように穀物を主食とする食生活は昔では考えられないことでした。人類が誕生してから約7百万年といわれていますが、穀物の栽培がはじまったのは1万年前であり、定着したのはほんの5千年前。日本においては弥生時代といわれており、縄文時代には穀物の常食はなかったと考えられています。

縄文時代は狩猟と採集で食事をまかない、木の実、魚、果実、野草、小動物といったものが中心で、糖質量は少なく、血糖値が上昇するということはほとんどなかったでしょう。最近「肉食ダイエット」という言葉も流行し、人間は元来肉食動物であったというような解説をする本もあります。しかし、頻繁に肉の狩猟に成功していたとは考えづらく、むしろ魚や木の実が主で、元来人間は雑食であったと考えるのが自然です。

糖質で人類は繁栄

米などの穀物の栽培がはじまり、安定的に食事を摂る手段ができ、人類の人口は爆発的に増えました。糖質のエネルギー源としての素晴らしさが、歴史からもうかがえます。

では、どうして人類の繁栄の立役者である糖質が、現代では悪者扱いされるのでしょうか？　その理由は、前述のとおり現代は活動量が乏しいのに糖質を摂りすぎていて、肥満や糖尿病などの生活習慣病につながっているからなのです。

時代によって食べ物は変わってきた

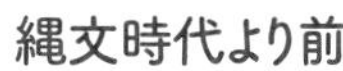

縄文時代より前

食べ物は魚や木の実が中心の雑食で糖質が少なかった。

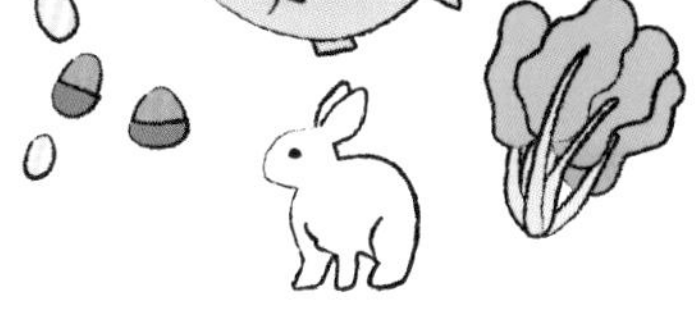

摂取エネルギー量より狩猟などの活動量が多い。

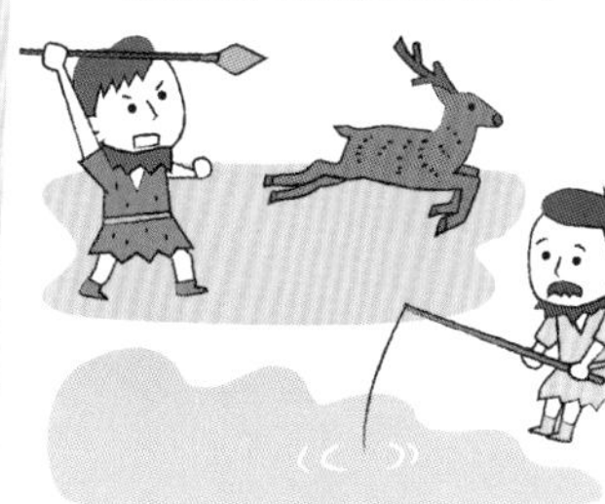

弥生時代以降

穀物や果物の栽培がはじまり、糖質を含む食べ物を安定的に摂れるようになった。

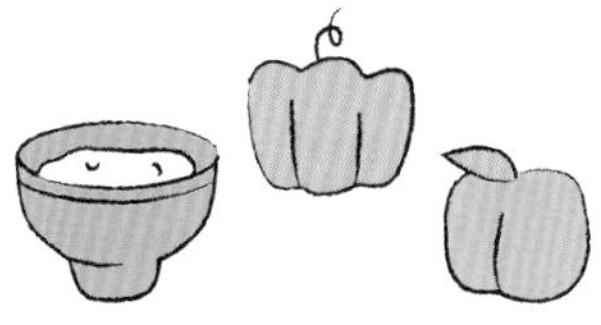

農耕などの活動量と摂取エネルギー量が同じくらい。

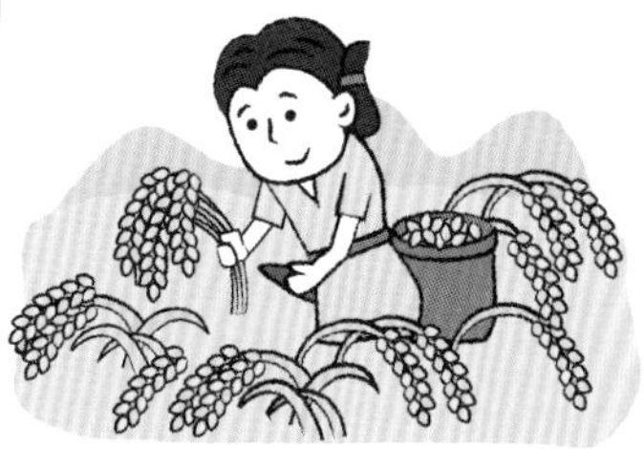

現代

糖質を含む食べ物を手軽に摂れるようになった。

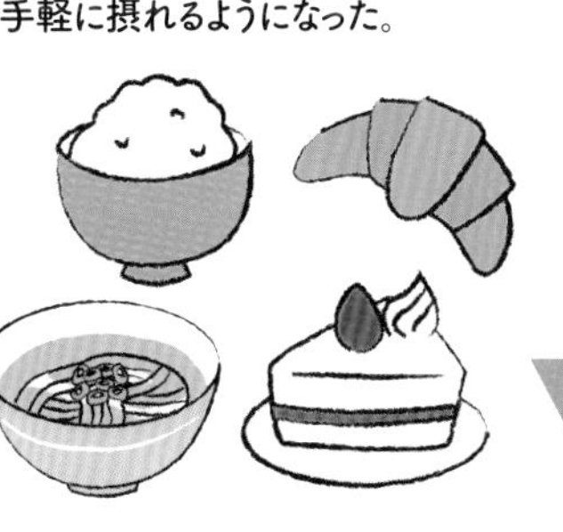

活動量が減り、摂取したエネルギーが余る。

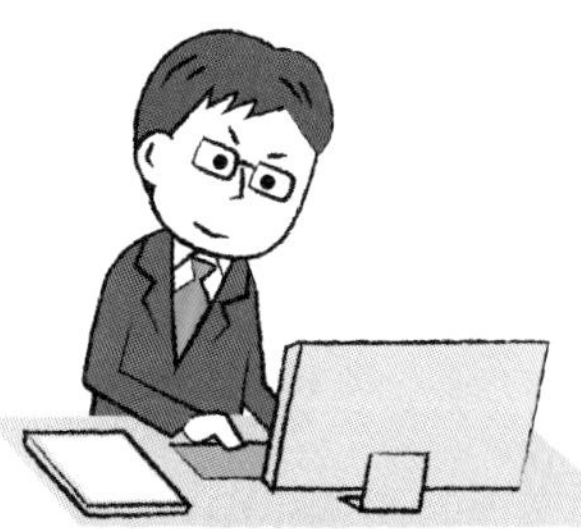

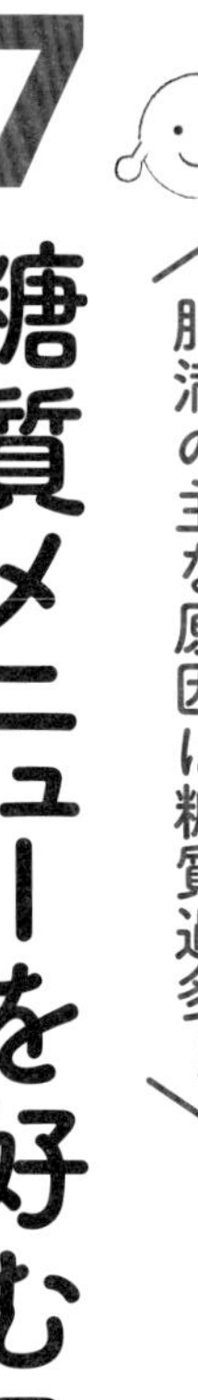

7 糖質メニューを好む日本人

肥満の主な原因は糖質過多！

糖質の摂取比率が高すぎる！

2016年の厚生労働省の調査によると、糖尿病有病者は約1000万人となり、増加の一途をたどっていますが、その原因は全体の食事にしめる糖質の比率の高さだと思われます。

日本人の三大栄養素の摂取比率は総エネルギー量に対して糖質60％、たんぱく質20％、脂質20％で摂るのが一般的で、日本糖尿病学会が推奨している糖尿病患者の食事療法もほぼ同比率です。しかし、デスクワークが多く、活動量の乏しい現代人にとっては糖質過多ではないかと私は考えています。

当院では患者さんに入院前の食生活を書き出してもらっていますが、かなり糖質過多であることがわかります。3回の糖質中心の食事に加え、デザートやビール。また、日本人は丼ぶり物やラーメン、うどん、そば、寿司などの糖質を多く含む単品メニューを好んで食べる傾向にあり、糖質摂取の割合が非常に多いのです。記録してはじめて、「糖質ばかり食べているんですね」と気づく方が多数います。

2019年国民健康・栄養調査によると、20歳以上の日本人の平均エネルギー摂取量は1915kcal、平均糖質摂取量は230gです。当院の患者さんの平均エネルギー摂取量は3174kcal、平均糖質摂取量は410g。これはなんと、1個4gの角砂糖を1日に100個食べているのと同じ。知らないうちにこれほどの糖質を摂っているのです。

このように糖質過多の食生活を送っていると、いずれ肥満・糖尿病になるのは確実です。

太っている人は糖質を摂りすぎている

三大栄養素の摂取比較

●20歳以上の日本人平均

エネルギー	1915 kcal
糖質	230g
たんぱく質	72.2g
脂質	61.2g

2019年国民健康・栄養調査
（厚生労働省）

●当院ダイエット科を受診した患者の平均

エネルギー	3174 kcal
糖質	410g
たんぱく質	102g
脂質	99g

糖質の摂取量が多すぎる!!

【当院ダイエット入院患者の入院前の1日の食事例】

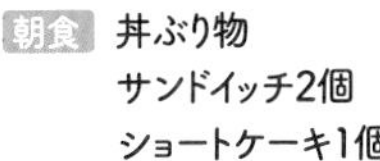

朝食 丼ぶり物
サンドイッチ2個
ショートケーキ1個

昼食 丼ぶり物
ショートケーキ1個
シュークリーム1個

夕食 ラーメン大盛り
餃子6個
アイス1個

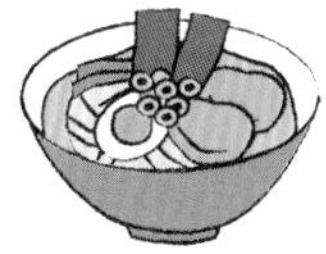

間食 菓子パン2個×2回
ポテトチップス1袋

1日糖質量
665g

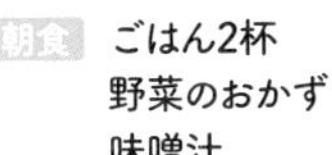

朝食 ごはん2杯
野菜のおかず
味噌汁

昼食 ごはん大盛の
定食

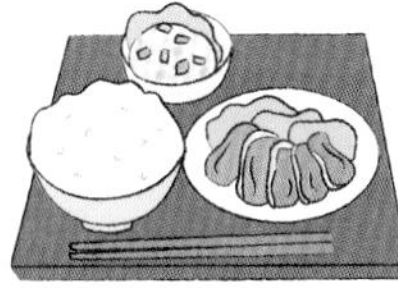

夕食 ごはん2杯
揚げ物
味噌汁
ビール1000ml

間食 寝る前に
菓子パン

1日糖質量
536g

33歳 Cさん

朝食 ごはん2杯
野菜炒め
しゅうまい2個
ウインナー
卵焼き、牛乳

昼食 ごはん2杯
肉のおかず
煮物

夕食 ごはん3杯
魚のおかず、コロッケ
しゅうまい2個
サラダ

間食 チョコレート6個
清涼飲料水（500ml）1本
ポテトチップス1袋
プリン1個

1日糖質量
604g

52歳 Dさん

朝食 食パン1枚＋ジャム
食パン1枚＋マーガリン

昼食 コンビニおにぎり2個
コンビニサラダ

夕食 ごはん2杯
鶏肉のおかず
味噌汁
つけ物

間食 アイスクリーム1個
和菓子1個

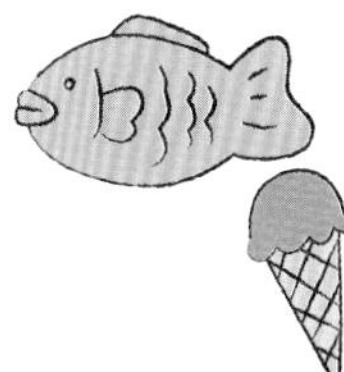

1日糖質量
405g

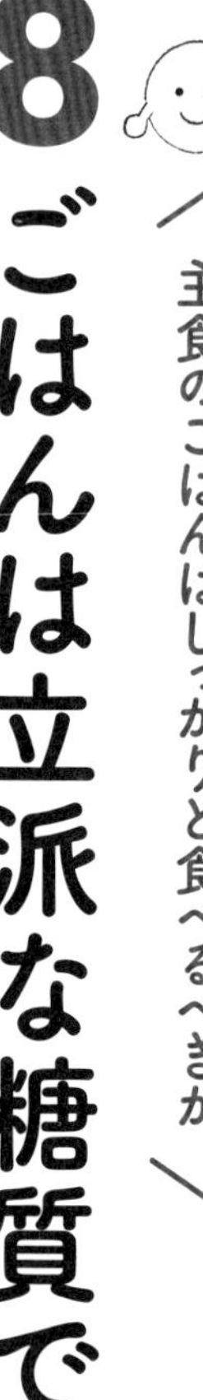

8 ごはんは立派な糖質です

主食のごはんはしっかりと食べるべきか

ごはんも糖質。過剰摂取は禁物！

糖質は砂糖など「甘く感じるもの」だけではありません。どんなものに糖質が多いかを把握するのも糖質制限において非常に大切です。米や小麦、いも類などの「炭水化物」にも糖質が含まれています。なんとごはん茶碗1杯とショートケーキ1個の糖質は約50gで、ほぼ同等なのです。

炭水化物はエネルギーの中心であり、お米は絶対に必要なイメージがあるかもしれません。一般的な肥満・糖尿病の栄養指導においても、お菓子などの「甘いもの」は控えるようにいわれますが、主食は3食ごはんをしっかり食べるように指導されます。

ごはんなどの主食を摂らないと体によくないという考えも根強くあります。最近のテレビ番組でも同様の内容を放送していました。本当にそうでしょうか？私は現代人の大半は主食であるごはんを控えた方がいいと考えます。なぜなら、お菓子は食べないけれど、ごはんなどの主食の食べすぎで肥満や糖尿病になったという方がたくさんいるのです。ごはんとお菓子との違いは、食物繊維を含むことくらい。その食物繊維は野菜などで摂取可能です。ごはんを摂ったときは摂らなかったときに比べて、大半の人が血糖値が30～40mg／dLは上昇します。ごはんも糖質であり、過剰摂取は禁物だと強く認識しましょう。

また、食事は「朝食」「昼食」「夕食」と呼ぶようにしてください。なぜなら「朝ごはん」などのいい方は食事のことを〝ごはん〟ということで、主食を摂らねばならないと意識してしまうからです。「食事＝ごはん」という固定観念を捨てましょう。

ごはんとショートケーキの糖質量

白米ごはん
（茶碗1杯150g）
糖質 53.4g

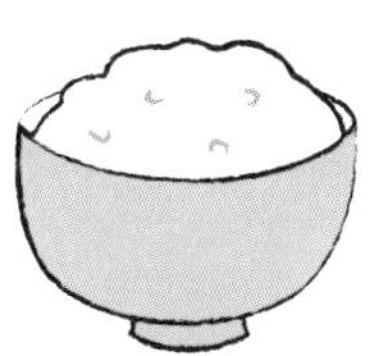

糖質量はほぼ同じ

ショートケーキ
（1カット 140g）
糖質 51.5g

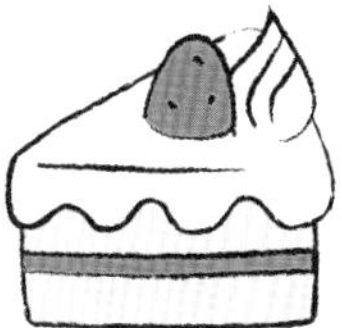

糖質を多く含む主食

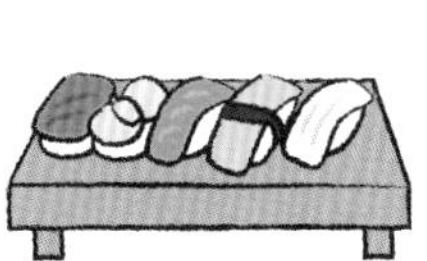

寿司（10貫）
糖質 80g

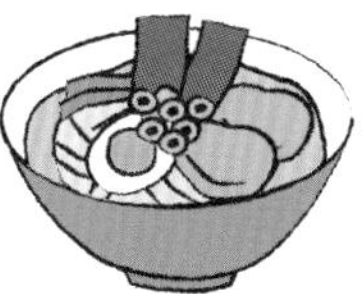

ラーメン
糖質 70.8g

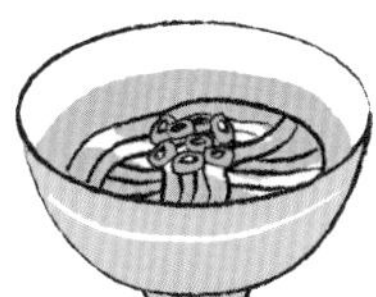

うどん
糖質 62.5g

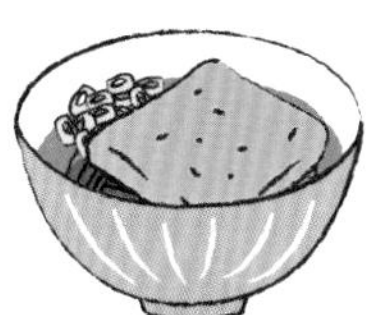

そば
糖質 65.5g

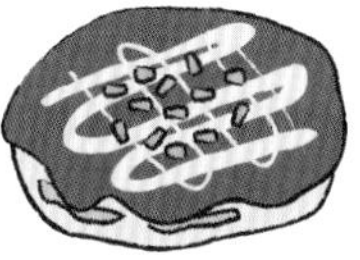

お好み焼き
糖質 41.5g

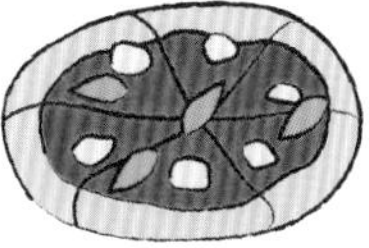

ピザ
糖質 103.5g

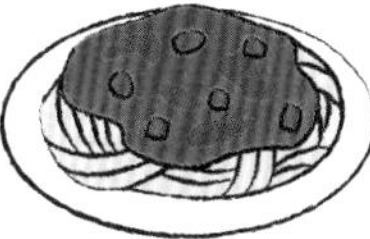

パスタ
糖質 67.3g

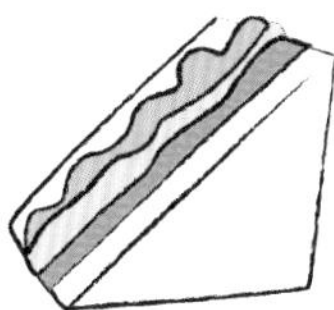

サンドイッチ
糖質 24.1g

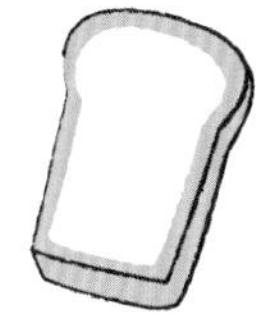

食パン
糖質 25.3g

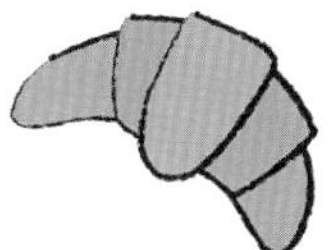

クロワッサン
糖質 12.7g

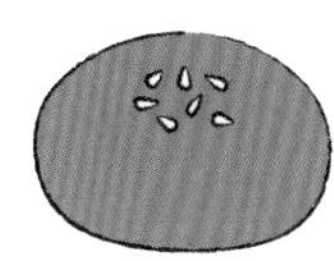

菓子パン（あんパン）
糖質 40.8g

9 糖質は摂らなくても大丈夫!?

脂質とたんぱく質はエネルギーにもなる

たんぱく質と脂質には必須栄養素がある

ライオンやトラのような肉食動物は、摂取する栄養素のほとんどがたんぱく質と脂質ですが、健康上特に問題はおきません。雑食である人間も糖質がほぼ0でも生きていけます。それは、人間にとって糖質は必須栄養素ではないからです。生きる上で欠かせない栄養素は、必須たんぱくである必須アミノ酸、必須脂質である必須脂肪酸、ビタミン（ビタミンA、C、Dなど）、ミネラル（カルシウム、リン、マグネシウム、鉄など）です。

たんぱく質とは20種類のアミノ酸が連結してできた化合物ですが、そのうち9種類のアミノ酸（リジン、ロイシン、イソロイシンなど）は人間の体内で合成することができず食事からの摂取が必須です。不足すると筋肉量の減少や肌荒れ、薄毛をきたします。また、脂質の代表的な構成成分である脂肪酸にも、体内で合成できない必須脂肪酸（αリノレン酸、リノール酸、EPA、DHAなど）があり、食事から摂取する必要があります。不足すると、細胞膜やホルモンが十分につくられなくなります。

糖質の代わりになれる脂質とたんぱく質

一方、糖質には、必須糖質や必須ブドウ糖というものはなく、糖質のエネルギーがなくても脂質やたんぱく質からエネルギーをつくり出して生きていくことが可能です。糖質は脂質やたんぱく質に比べて、短時間にエネルギーを得ることができる優れものですが、人間は糖質がなくても生きていけますし、摂らないと健康を害するという証拠もないのです。

糖質は必須な栄養素ではない!

必須栄養素

**体内でほとんどつくられないので、
食べ物から摂らなくてはならない栄養素のこと。**

たんぱく質に含まれる

必須アミノ酸

- リジン、ロイシン、イソロイシンなど9種類
- 筋たんぱくの合成を促す

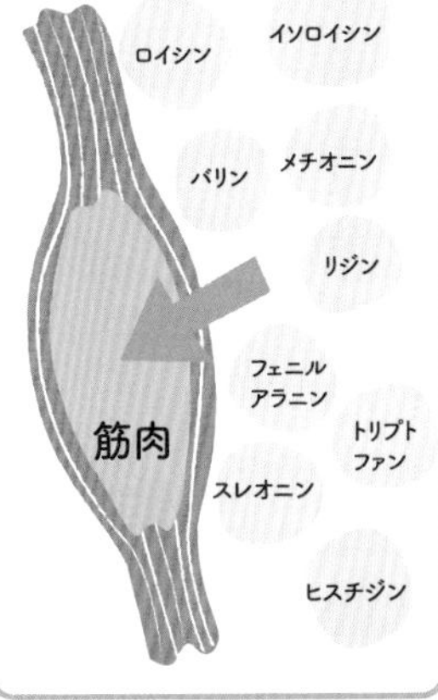

脂質に含まれる

必須脂肪酸

- 代表的なものは
  αリノレン酸（えごま油、アマニ油、あぶらな油など）
  リノール酸（べにばな油、大豆油など）
- 細胞膜やホルモンの材料となる

糖質には

必須糖質というものはない

生きていくうえで糖質はかならずしも必要でないということです

糖質を摂らないとエネルギーは?

食べ物を摂るとまず糖質がエネルギーとして使われますが、糖質を摂らなければ脂質（脂肪）、たんぱく質の順でエネルギーとなります。糖質を摂り続ければいつまでたっても脂肪は燃焼しません。

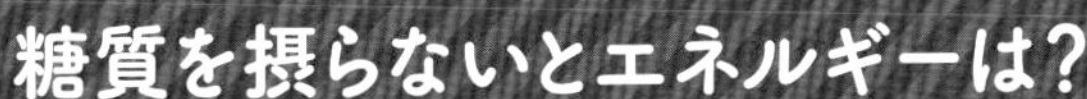

10 カロリー制限と糖質制限

／体重と血糖値を下げる糖質制限＼

たんぱく質と脂質に制限のない糖質制限

現在日本では、肥満や糖尿病の食事療法として、カロリー制限食が一般的に行われています。カロリー制限食は個人に見合った摂取エネルギー量を算出し、三大栄養素のバランスを指示します（糖質60％、たんぱく質20％、脂質20％）。一方、糖質制限食は、糖質を一定以下に制限するものの、たんぱく質、脂質は制限を設けない食事療法です。

しかしながら、糖質をどこまで減らすのかという明確な定義はなく、私はさまざまな研究結果から、糖質摂取量は1日120g以下を推奨しています。総エネルギー量に対する比率は30％以下が目安です。糖質制限食とカロリー制限食の大きな違いは、主食（ごはん）を抜き、その分、魚や肉、野菜のおかずをたっぷり摂るというところ。主食を抜くことでだいぶ糖質の摂取を抑えることができます。写真を見ていただければわかりますが、ごはんを抜いた分、おかずでボリューム感を出すことができます。

2つの食事療法、1年後の変化

日本では糖質制限食の肥満や糖尿病に対する有用性を示す論文が非常に少なく、医学界において疑問視されてきました。そこで私は、患者さんを糖質制限グループと、カロリー制限グループに分け、1年後の変化を調べました。結果、糖質制限をしたグループの方が、体重・腹囲・血糖値ともに倍以上減っており、効果が高いことがわかります。糖質を控えるだけで、面倒なエネルギー計算の必要がなく、食事の量も減らさなくてよいため、続けやすい食事療法です。

カロリー制限食と糖質制限食のちがい

カロリー制限食

個人に見合った摂取エネルギー量を算出し、そのなかで糖質、たんぱく質、脂質の比率を決める食事療法。

たんぱく質 20%
脂質 20%
糖質 60%

- ◎こまかくカロリーを計算する
- ◎食べる量が減る
- ◎脂質を制限
- ◎アルコールを制限

おかずは
カロリーを抑えた
ヘルシーなものに
ごはん（主食）は
食べる

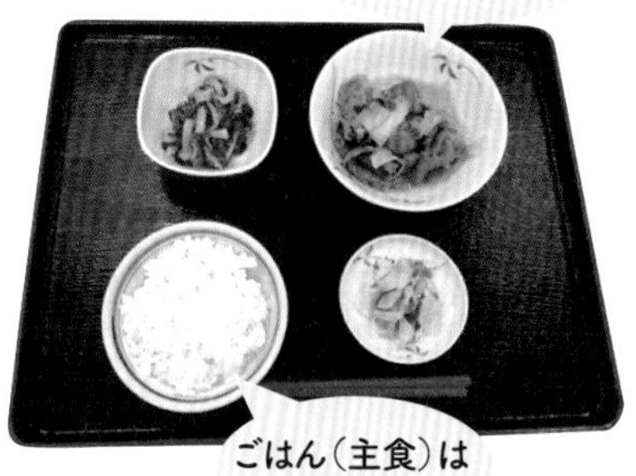

1年後の実践結果

体重	−4.6kg
腹囲	−3.8cm
血糖値（空腹時）	−1.3 mg/dL

糖質制限食

糖質を一定以下に制限するだけで、たんぱく質、脂質はとくに制限しない食事療法。

たんぱく質 25%
糖質 30%
脂質 45%

- ◎カロリー計算は不要
- ◎食べる量は減らさなくていい
- ◎カロリーの高い油を使った料理も食べられる
- ◎蒸留酒は適量飲んでもよい

おかずは魚、肉、
糖質の少ない野菜
中心にたっぷり
ごはん（主食）は
食べない

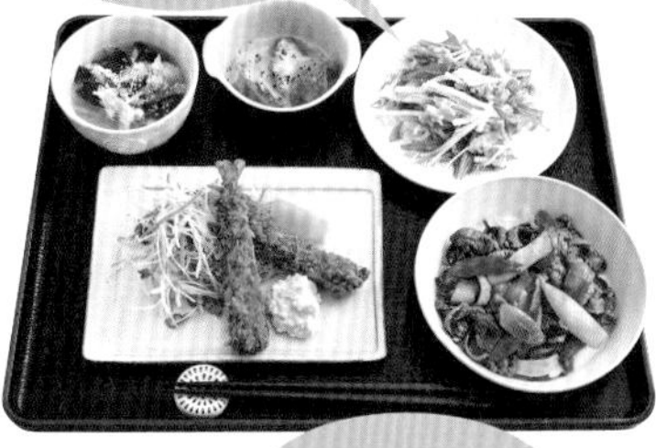

1年後の実践結果

体重	−8.5kg
腹囲	−8.4cm
血糖値（空腹時）	−4.5mg/dL

11 糖質制限がもたらす健康効果

／脂肪を減らすカギは糖質だった！＼

糖質制限で内臓脂肪が大幅減！

糖質制限食は、肥満や糖尿病の治療をはじめ、いくつもの健康効果が期待できます。糖質を制限することで、中性脂肪を下げ、善玉コレステロール（HDLコレステロール）が上がり、脂質異常症の改善になります。加えて、内臓脂肪や皮下脂肪を減少させる、脂肪肝を改善させるといったものも挙げられます。

内臓脂肪や中性脂肪、脂肪肝という言葉には「脂肪」という文字が入っているため、多くの人が、改善のためには、食事で脂質（脂肪）を減らさなくてはならないと考えています。実はそれは誤り。これらの改善には糖質制限食が非常に有効です。

左ページは、患者さんを3つのグループに分けて変化を調べたデータです。糖質制限を行ったグループは、内臓脂肪、中性脂肪、善玉コレステロールの変化において、カロリー制限食と比べて、有効であるという結果になりました。また脂肪肝に関しても、腹部エコーで1年後の変化を比較しましたが、やはり糖質制限食でより改善していました。

高血圧の改善にも効果が！

ほかにもうれしい効果があります。肥満や糖尿病の方は血糖値が高いのですが、血糖値が高いと血液がドロドロで、その血液をサラサラにしようと血液中の水分量が多くなり、結果高血圧になります。血糖値を下げる糖質制限食であれば、おのずと血圧も下がり、さらに、ごはんなどの主食を減らすことで、おかずの味付けが薄くなることも高血圧の改善につながります。

糖質制限のメリット

患者さんを
3つのグループに分け、
変化を調べた結果です。

- 糖質制限入院群（1週間の糖質制限食の教育入院）
- 糖質制限外来群（入院せずに糖質制限食の指導）
- カロリー制限外来群（入院せずにカロリー制限食の指導）

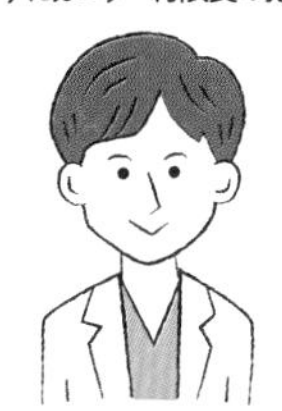

糖質制限による
内臓脂肪の減少が
すべてのデータの改善に
つながります！

①内臓脂肪を減らす

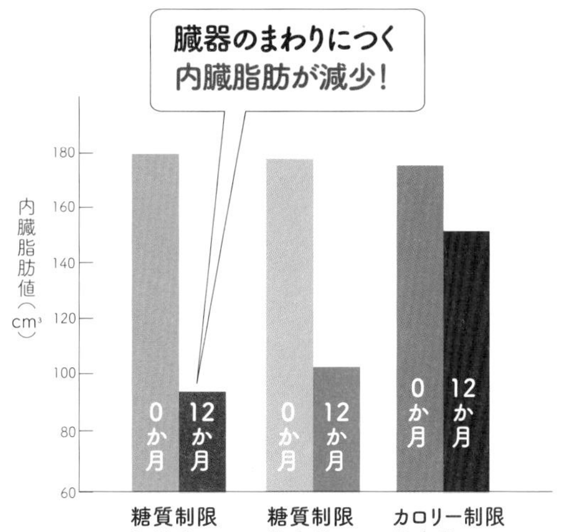

②中性脂肪を下げる

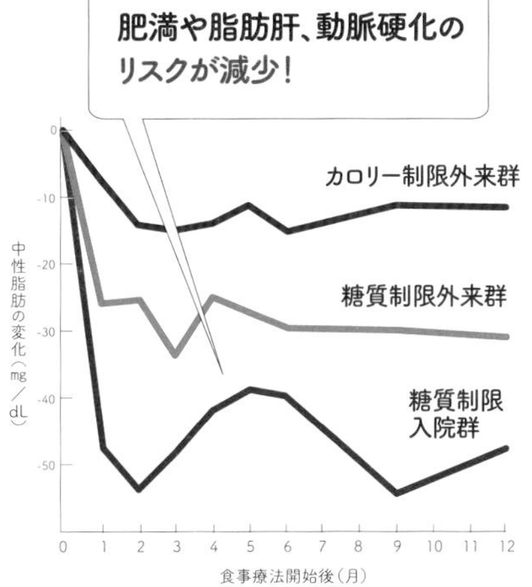

③善玉コレステロールを上げる

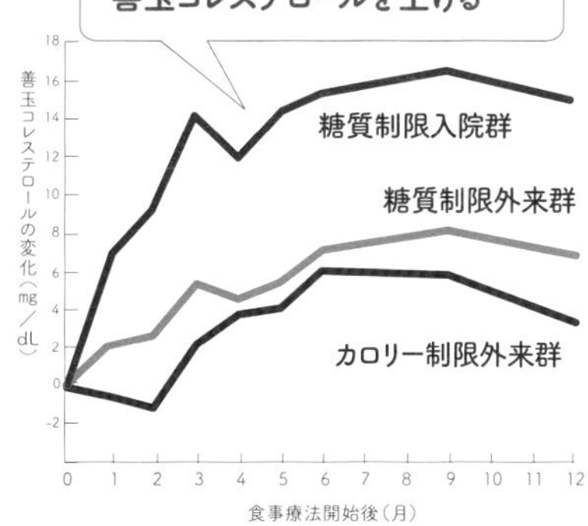

カロリー制限食より糖質制限食のほうが有効である

12 手軽に食べられるものは〝糖質の塊〟

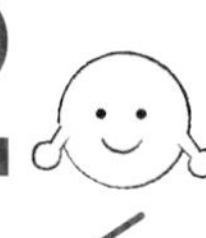

食事に時間とお金をかけて！

安くて、おいしくて、手軽な糖質

私はこれまで1000人以上の肥満患者さんを診察してきましたが、糖質の摂りすぎが原因で太ってしまった方が大半です。

糖質を摂りすぎる一番の理由は、糖質を多く含む食品はおいしく、手軽に食べることができるからです。忙しくて時間がないけれど空腹を満たしたいとき、何を食べますか？　おそらくおにぎりや、パン、ラーメンなどではないでしょうか。これらの食品は糖質の塊のようなもの。コンビニやファストフード店も、糖質過多の食品が満載です。

スーパーの入り口にはフルーツコーナーやパン屋があり、買う予定はなかったのに、つい誘惑に負けて買い物かごに入れてしまう人も多いのではないでしょうか。さらに菓子パンやカップ麺などは、そのまま食べられたり、調理する場合もお湯を入れるだけなど時間がかからないものが多くあります。安いものも多いので、手に取りがちです。

食事には時間と手間をかけるべき

人間は糖質に偏った食事でも、生活することが可能です。例えば、朝はおにぎりと野菜ジュース、昼は菓子パンとカップ麺、夜はラーメンと餃子とビールというような食生活です。しかし、このような食生活を続けていると、糖質の過剰摂取により、肥満や糖尿病になってしまいます。また、30ページで述べたように必須アミノ酸や必須脂肪酸が不足して健康障害をきたす可能性があります。「安くて手軽に食べられるものには要注意！」です。

糖質、思った以上に食べている!?

そんなに食べていないつもりでも、改めて考えてみると
意外と食べている。それが「糖質」。

朝

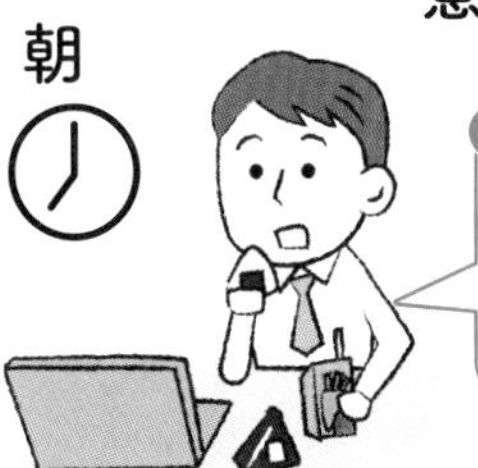

朝食
おにぎり2個、
野菜ジュース

糖質 79.5g

昼

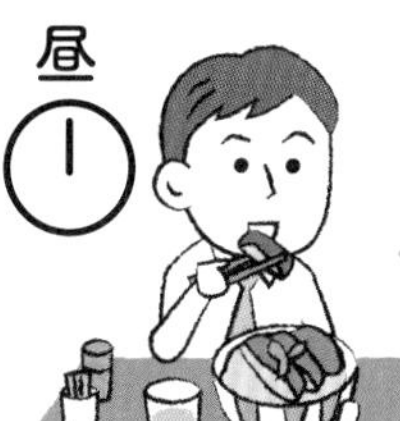

昼食
かつ丼
（大盛り）

糖質 146.2g

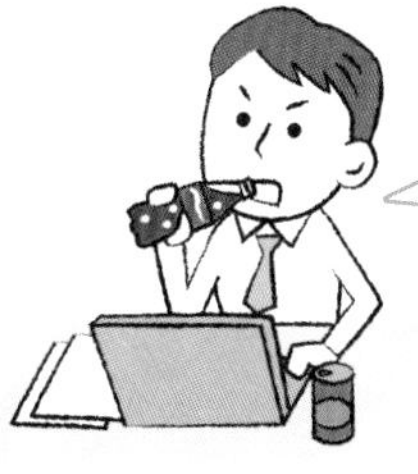

飲み物
コーラ、
缶コーヒー
（砂糖入り）

糖質 72.2g

夕

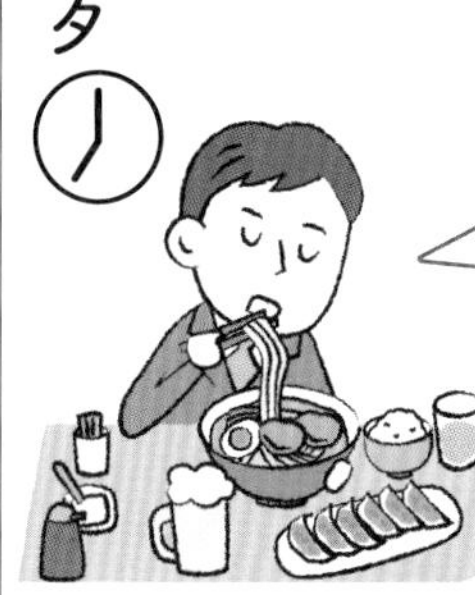

夕食
ラーメン、ごはん、
餃子（6個）、
ビール

糖質 164.7g

1日合計 **462.6g**

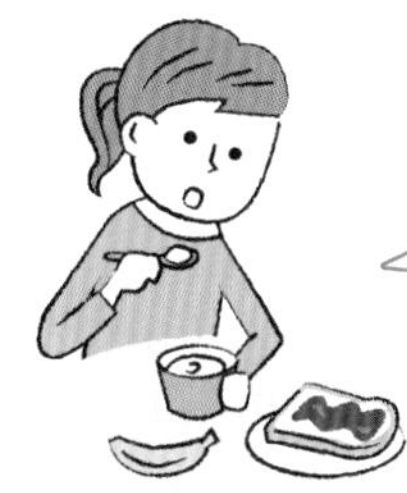

朝食
ジャムトースト、
バナナ、
ヨーグルト

糖質 76.7g

昼食
菓子パン、
カップ麺

糖質 105.3g

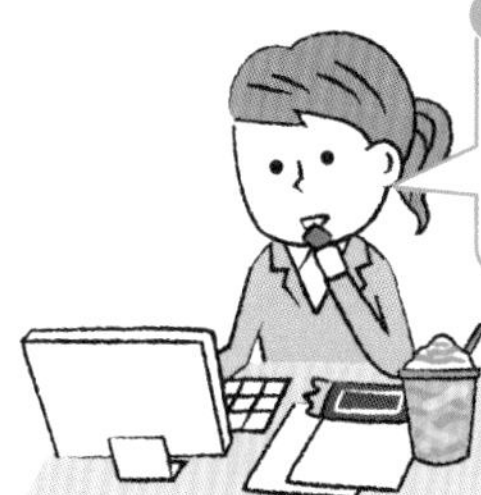

おやつ
チョコレート、
キャラメル
フラッペ

糖質 98.5g

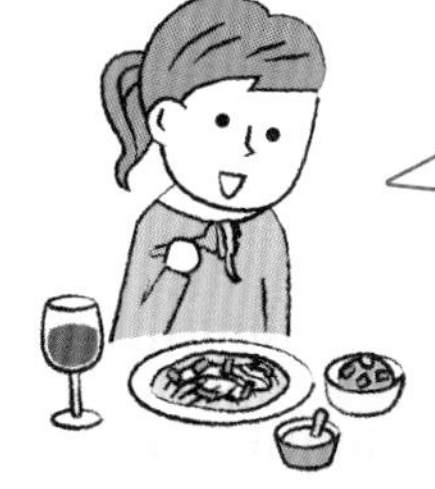

夕食
パスタ、
かぼちゃサラダ、
ワイン、
アイスクリーム

糖質 135.9g

1日合計 **416.4g**

13 果物の糖質は脂肪になりやすい

ビタミンCたっぷりで健康によいは間違い？

果物は嗜好品。野菜ではない

お菓子は糖質の塊だから、食べすぎない方がよいというのは、大半の方はご存じだと思います（それでもやめられないのがお菓子ですが）。果物はどうでしょうか？　健康のために積極的に食べている、という方も多いと思います。

果物はビタミンCを含んでいるので、野菜と同様に健康にいいとよく認識されています。たしかに、ビタミンCは人間にとって重要な栄養素。不足すると骨が折れやすくなったり、風邪などの感染症にかかりやすくなったり、毛細血管が弱くなって出血しやすくなります。一方、果物に多く含まれる果糖は、ブドウ糖とは異なる種類の糖質で、血糖値は上がりにくいものの、肥満になりやすいという特徴があります。

私が勤務している病院のある長野県は、りんごやもも、ぶどうなどの果物の産地として有名で、ダイエット外来を受診される方のなかに「果物太り」と思われる方も多数います。病気のときに果物を食べるのは、食べやすく栄養が手軽に摂れるため理にかなっているといえますが、特に体力が落ちているわけでもなく、活動量の乏しい現代人の日常生活において、果物は嗜好品です。果物はお菓子と同じだと考えて、極力控えるようにしましょう。

「ビタミンCが不足しませんか」という質問を受けることもありますが、ビタミンCは緑黄色野菜に多く含まれるので、ぜひ緑黄色野菜を積極的に食べるようにしてください。

果物に含まれるものは主に果糖

果糖は糖質の最小単位である単糖類の一種で、小腸で吸収され、そのまま肝臓に運ばれて代謝される。果糖が直接的に血糖値を上げることはないが、体内に蓄積され、結果的に肥満の原因となる。

【果物に含まれる糖質の量】

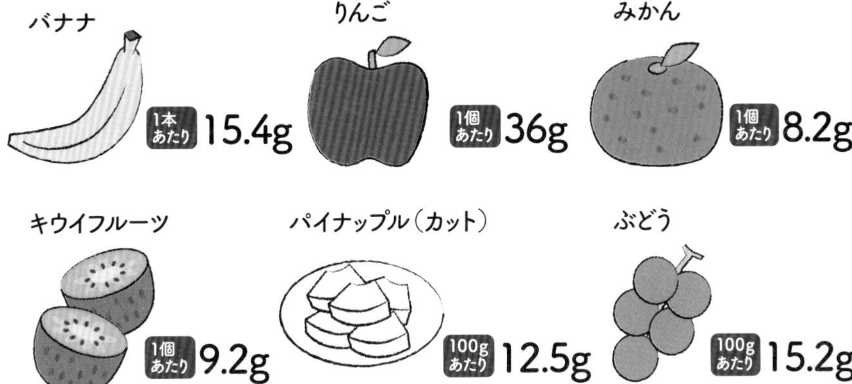

【さらに】日本の果物は糖度が高いものが多く、「甘さ中毒」になりがちなので要注意！

果物は極力控えて！

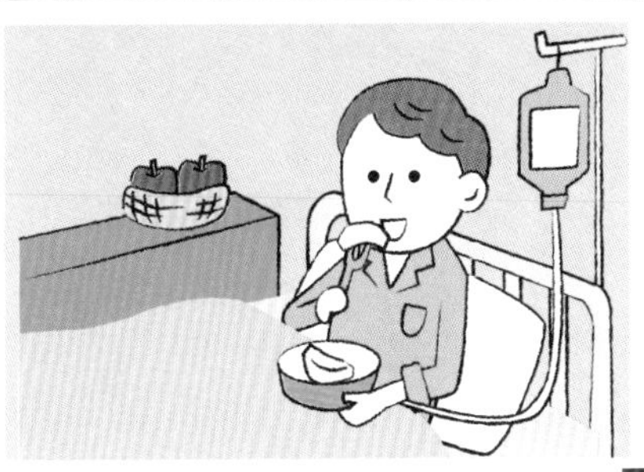

- 病気で食欲の落ちた人には甘みのある果物は食べやすく、ビタミンCなどの栄養を効率的に摂りやすい。
- バナナやりんごなど日常的に食べる果物は食物繊維が豊富で消化によく、消化器官が弱っているときの栄養補給源として適している。

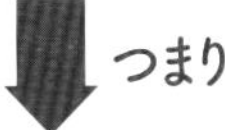

果物は病気のときに摂る栄養としては有効であるが、健康な人が大量に食べるものではない！

14 高齢になるほど糖質を摂りすぎている！

／活動量が減り果物やお菓子が増す＼

定年後は食生活の見直しを

糖質は消費エネルギーの多い人、すなわち活動量が多い人に有効な栄養素とこれまで述べてきました。年齢を重ねると、活動量は減少し、基礎代謝も落ちるので、糖質はより控えるべきです。しかし、男性・女性ともに60歳以上の人ほど、総エネルギー摂取量に対する糖質摂取の比率が増える傾向にあります。なぜでしょうか？

年齢別に摂取した食品の種類を見てみると、高齢者は、果物やお菓子の摂取が多いという結果で、私は高齢者の糖質摂取量が増える原因はここにあると考えています。実際に、仕事を定年退職して時間ができ、テレビを見ながら、近所の人と話しながら、「10時や3時に、果物やお菓子などの糖質を多く含むものを食べるようになった」という高齢の肥満患者さんを多くみてきました。

高齢者は糖質を減らすべき

活動量がだんだんと減っていく高齢者が糖質をそれまで以上に摂取するのは、健康障害の誘因になります。事実年齢が高いほど糖尿病が強く疑われる人の割合が増加しています。糖尿病と診断されている高齢者は免疫力が著しく低下し、感染症になりやすく、時に命取りになることがあります。加齢が原因と思う前に、自分の食生活を見直してみてください。きっと答えがみつかると思います。

年齢を重ねるほど糖質摂取量を減らし、逆に摂取量が減る傾向にある体の構成成分である、たんぱく質や脂質の摂取量を維持することが重要です。

高齢者は果物好き？

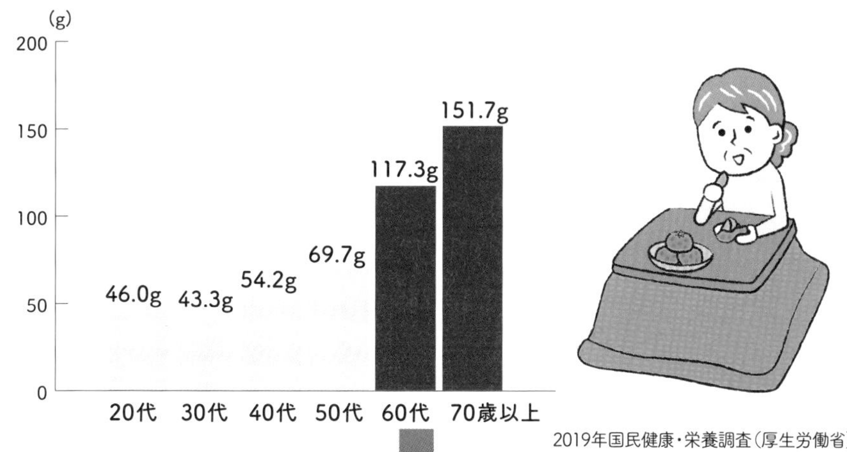

高齢者は果物をたくさん食べている

加齢にともない糖尿病は増加

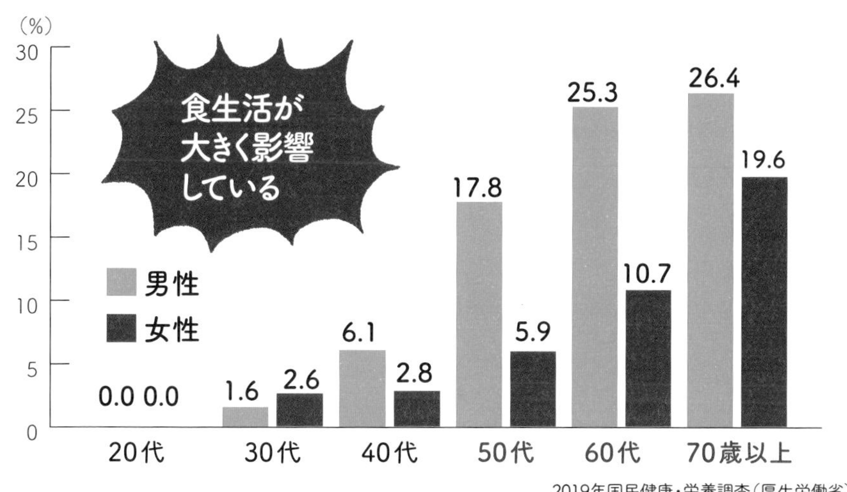

PART1 理解度チェックテスト

問1 糖質の説明について、正しいものをすべて選びましょう。

A 糖質は筋肉や臓器、皮膚、毛髪、爪、血液などをつくる栄養素
B 糖質は脳や筋肉のエネルギー源となるもの
C 糖質が多い食品はごはんやパン、いも類、砂糖、果物など
D 糖質は、炭水化物から食物繊維を引いたもの

問2 三大栄養素を答えましょう。

問3 糖質の特徴といえるものを以下のなかから選びましょう。

A 糖質は筋肉や臓器などの体の構成成分になる
B 糖質は体脂肪として蓄積されやすい
C 糖質はいくら食べても太らない
D 糖質はほぼ100%体内に吸収される

問4 三大中毒とは何のこと?

**問5 血糖値スパイクをくり返すと、どんな危険がありますか?
正しいものをすべて選びましょう。**

A 認知症・がんのリスクを高める
B 心筋梗塞や脳梗塞の原因になる
C 糖尿病に移行する
D 動脈硬化を引き起こす

問6 糖質が多い食品はどれ?　正しいものをすべて選びましょう。

A 魚、肉　B 卵　C ごはんやパン、麺類　D いも類　E 砂糖　F 果物
G きのこ　H ほうれん草などの葉野菜　I にんじんや大根などの根菜

問7 糖質制限をするとよい理由を次のうちから選びましょう。

A カロリー計算が不要でわかりやすく続けやすいから
B ごはんを抜けば肉じゃがやポテトサラダなどボリュームのあるものを食べてよいから
C 内臓脂肪を減らし、中性脂肪と善玉コレステロールを上げることができるから
D 食事が薄味になるので高血圧の改善にもなるから

解答は147ページ

PART 2

糖質と「体」

糖質と肥満・糖尿病の密な関係

1 肥満度を表すBMI値

／同じ体重でも危険度は異なる＼

BMI値は身長と体重で算出

肥満の指標としては、まず体重を連想すると思います。もちろん体重は重要な指標ですが、体重が100kgあったとしても身長が150cmの人と190cmの人では、肥満の程度も異なるというのはなんとなくわかりますよね？

そこで肥満の目安としてよく用いられるのが、BMI（体格指数）です。BMIは、体重（kg）÷身長（m）÷身長（m）で求められ、日本肥満学会による「肥満度の判定基準」は左ページの表のようになります。先ほどの例なら、体重が100kgで身長が150cmの人のBMIは44・4で「肥満4度」、身長が190cmの人のBMIは27・7で「肥満1度」ということになります。

BMI値と生活習慣病の罹患率

みなさんも実際にご自身のBMIを計算してみてください。どの分類にあてはまったでしょうか？

BMIは22が最も健康的とされています。しかしながら、2019年の国民健康・栄養調査によると、成人の男性で33・0%、女性で22・3%もの人がBMI25以上となっています。

肥満と判定されるBMI25以上の人は、25未満の人に比べて糖尿病、脂質異常症、高血圧など生活習慣病の罹患率が高くなることがわかっています。30以上になるとその罹患率はさらに高くなり、また、日本人は欧米人と比較して、肥満の程度が比較的軽い段階から生活習慣病を発症しやすい民族性を有しているといわれていて、より注意が必要です。

自分のBMIを知る

BMI
Body Mass Index

国際的に用いられている肥満度を表す体格指数。BMIが22になるときの体重が標準体重で、最も病気になりにくい状態であるとされている。

BMIの求め方

BMI＝体重（kg）÷身長（m）÷身長（m）

●肥満度の判定基準

BMI（数値の範囲）	判定
18.5未満	低体重
18.5以上25未満	普通体重
25以上30未満	要注意 肥満（1度）
30以上35未満	要注意 肥満（2度）
35以上40未満	高度肥満 肥満（3度）
40以上	高度肥満 肥満（4度）

生活習慣病の危険度

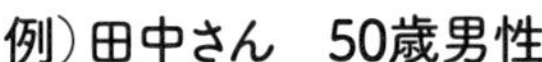
例）田中さん　50歳男性

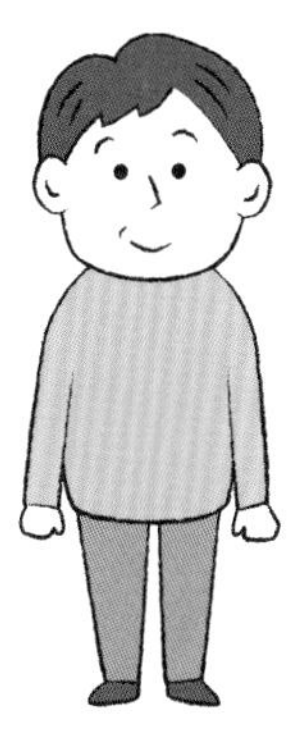

・体重85kg
・身長172cm

BMI＝85÷1.72÷1.72
＝**28.7**

肥満度判定「肥満1度」

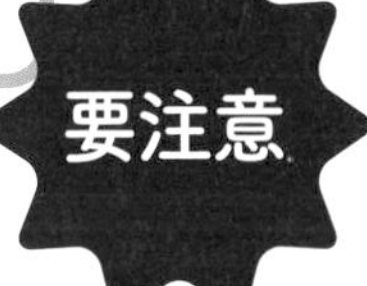

2 内臓脂肪型肥満は特に注意！ 肥満は万病の元。肥満症は病気です

肥満と肥満症の定義

糖尿病は病気であるという認識をほとんどの方が持っていると思いますが、肥満はどうでしょうか？「ストレスで最近肥満ぎみ」「あの人、肥満だね」など、〝なんとなく太っている＝肥満〟という言葉を使っていると思います。

そもそも肥満の定義は、前ページのとおりＢＭＩが25以上となっています。ＢＭＩ25以上というのはそれだけでも体によくない影響を及ぼす数値ですが、さらに肥満に起因する健康障害として、糖尿病、脂質異常症、高血圧といった疾患から、心筋梗塞、脳梗塞、変形性関節症、睡眠時無呼吸症候群など、11項目が挙げられています（左ページ）。いかに肥満がいろいろな健康障害を引き起こすかがわかりますよね？

ＢＭＩ25以上で、かつ、この肥満による健康障害を一つ以上有するか、腹部ＣＴ検査で内臓脂肪面積が１００㎠以上の内臓脂肪を有する場合には、「肥満症」として病気の診断がなされます。

肥満ももちろん体にとってよくない状態ですが、さらに肥満症と診断される人は、すでに肥満によって健康障害が出ていることが大きな問題です。また、肥満症の診断基準は内臓脂肪の蓄積を重視していて、肥満症は、肝臓がん、大腸がん、食道がん、膵臓（すいぞう）がん、乳がんなどの悪性疾患や、胆石（たんせき）症、逆流性食道炎などにも関連しています。

肥満はまさに万病の元といえるでしょう。肥満症にならないためにも、肥満の最も効果的な治療である糖質制限を早くはじめることが大切です。

あなたは肥満？ 肥満症？

肥満症とは…

肥満によって健康状態に悪影響が出ていたり、内臓脂肪が過剰に蓄積している状態を指し、治療が必要！

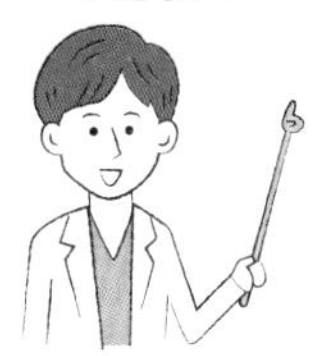

肥満
（BMI25以上）

肥満症
肥満による
健康障害1つ以上
または
内臓脂肪面積
$100cm^2$以上

肥満を伴う健康障害

- ☑ 1、糖尿病・糖尿病予備群
- ☑ 2、脂質異常症
- ☑ 3、高血圧
- ☑ 4、高尿酸血症（こうにょうさんけっしょう）・痛風
- ☑ 5、心筋梗塞・狭心症
- ☑ 6、脳梗塞
- ☑ 7、脂肪肝
- ☑ 8、月経異常・不妊
- ☑ 9、睡眠時無呼吸症候群
肥満低換気症候群
- ☑ 10、変形性関節症・変形性脊椎症（せきついしょう）
- ☑ 11、肥満関連腎臓病

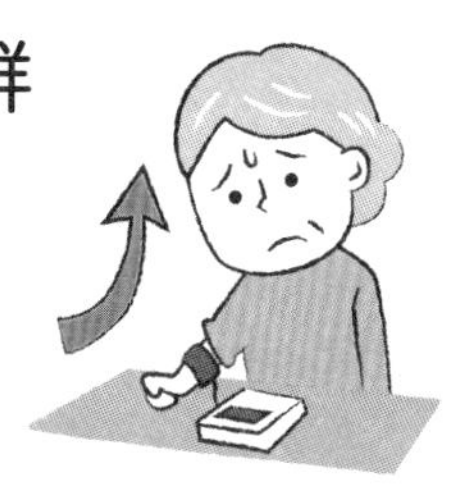

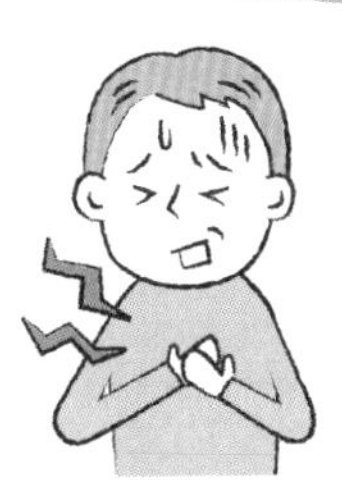

3 糖質過多によって肥満になる理由

／糖質は体脂肪として蓄積＼

糖質を脂肪細胞へ運ぶインスリン

そもそも肥満の原因は何でしょう？ カロリー（エネルギー）の摂りすぎと運動不足と答える方が大半でしょう。答えは「YES」です。運動不足については後述するとして、食事で摂取した「摂取エネルギー」が、日常生活で消費する「消費エネルギー」を超えると、余ったエネルギーが体脂肪として蓄積されます。パート1で述べたように、「たんぱく質」や「脂質」は体の構成成分で新陳代謝に使われるのに対し、「糖質」はエネルギー源にしかなりません。つまり、過剰摂取することで体脂肪となるエネルギーの大半は糖質です。

糖質を摂取すると、膵臓（すいぞう）からインスリンという血糖値を下げるホルモンが分泌され、余ったエネルギーを脂肪細胞にため込みます。糖質を多く摂れば摂るほど、インスリンが多く分泌され、余った糖質を体脂肪として蓄積します。インスリンは肥満ホルモンとも呼ばれています。インスリン分泌量が多いほど太りやすく、インスリンは肥満ホルモンであるインスリンが多量に分泌され、糖質が体脂肪となり肥満になってしまうわけです。

逆に糖質の摂取を制限すると、肥満ホルモンであるインスリンの分泌が少なくなり、また体は糖質の代わりに体脂肪（特に内臓脂肪）を燃やして、エネルギー源とします。そのため糖質制限は体重減少効果が高いのです。さらに日本人は食事の50～60％を糖質が占めており、もともと摂っている量が多いので、減らしやすく、減量に結びつけやすいメリットがあります。

糖質は余ると蓄積されるだけ！

糖質

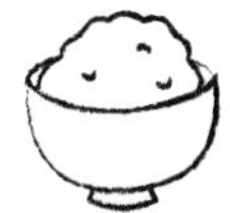

- 体の構成成分にならない
- 肥満ホルモンである
  インスリンを分泌する

→ 太りやすい
栄養素

脂質

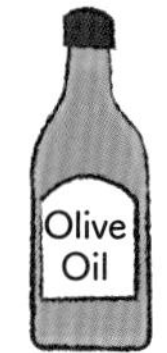

- 体の構成成分
- 過剰摂取すると
  吸収されず排出される

たんぱく質

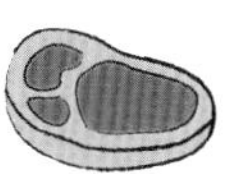

- 体の構成成分
- 消化吸収の際の
  熱産生エネルギーが
  非常に高い

→ 太りにくい
栄養素

インスリン=肥満ホルモンの理由

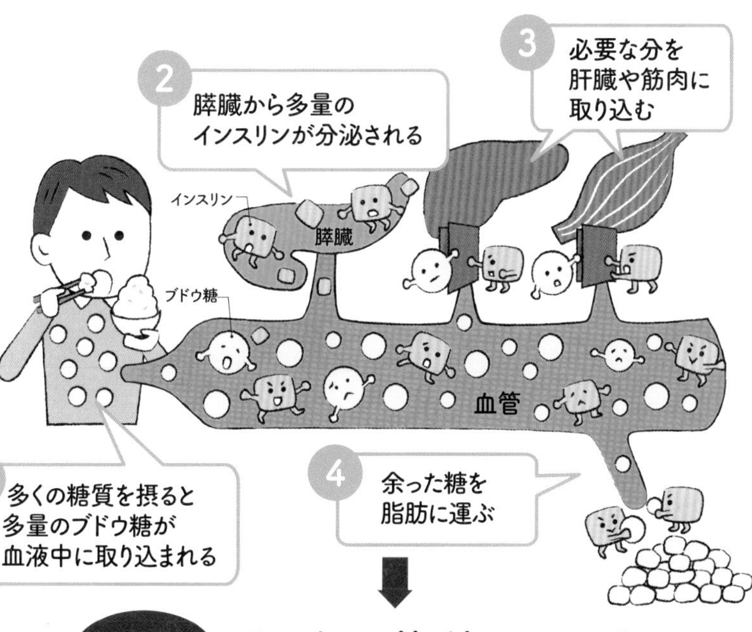

結果 脂肪に蓄積され、太る！

4 太れるのはある意味才能!?

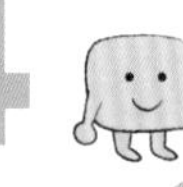

糖質を吸収しやすい体質

体脂肪は食糧難でのエネルギー源

ダイエット外来で、「いくら食べても太らない薬があればいいのに」という患者さんへ、「太れるのもある意味才能ですよ」とお伝えすると、一様に驚かれます。その意味を解説していきます。

肥満になりやすい人は、食べたものを効率よく体内に吸収できる体質の持ち主です。したがって、たんぱく質を中心とした食事にして筋トレなどの運動に励めば、筋肉質の体を得ることができます。また、運動せずに糖質を過剰摂取すれば、どんどん吸収して体脂肪が増加します。

体脂肪は摂取エネルギーが不足したときの貯蔵エネルギーです。例えば、食糧難で食事がとれなくなったときに、一番問題となるのが血糖値の維持。人は低血糖になると死んでしまうため、体は摂取した糖のうち一定量をグリコーゲンとして肝臓や筋肉に蓄え、糖が足りない場合にそれを使用して血糖値を上げ、エネルギーを作り出すというメカニズムを整備しています。さらに蓄えていたグリコーゲンがなくなると体脂肪や筋肉を分解して血糖値を上げ、生命を維持するのです（この現象を「糖新生」という）。

言い換えればエネルギーになり得る体脂肪が多い人の方が、飢餓状態のときに低血糖にならずに生き延びることができるといえるのです。しかし、食物が充足された現代の日本では、肥満の人は糖質の過剰摂取により増大した体脂肪を利用する機会がありません。その結果、糖尿病や高血圧、脂質異常症などの健康障害をおこしやすく、寿命を縮めてしまうのです。

太りやすい人・太りにくい人

同じ量の食事をしていても、食べたものが脂肪になりやすくすぐに体重が増えてしまう人と、体重にそれほど変化がない人がいます。なぜでしょうか?

太りやすい人

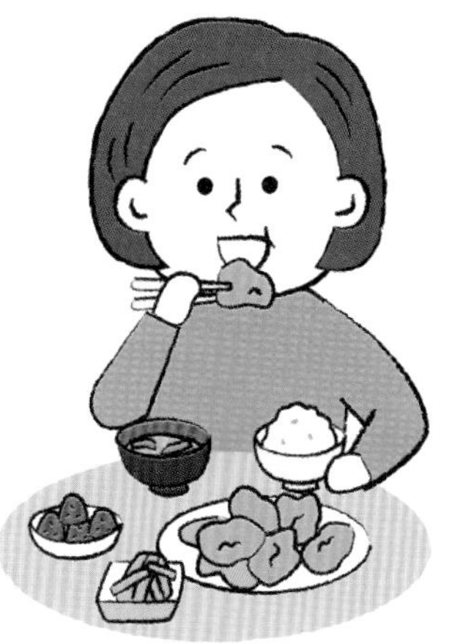

食べたものの栄養を効率的に体内に吸収することができる体質のため、糖質も摂った分だけ体内に取り込み、エネルギーとして消費できなかった分が結果的に蓄積され、太る。

太りにくい人

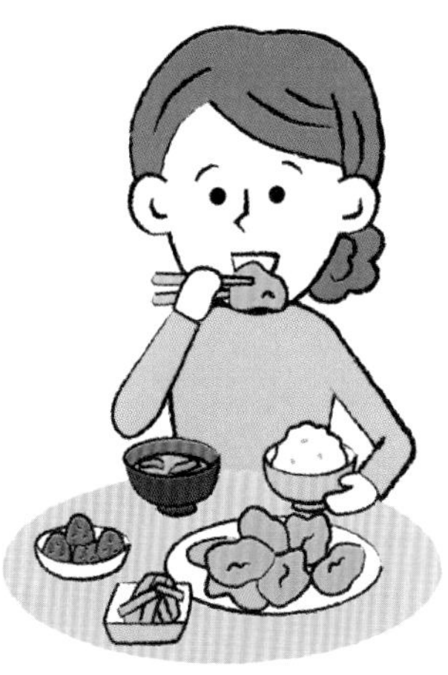

消費カロリーが多いか、栄養をうまく吸収できない体質。摂取カロリーが少なくなるため、太らない。

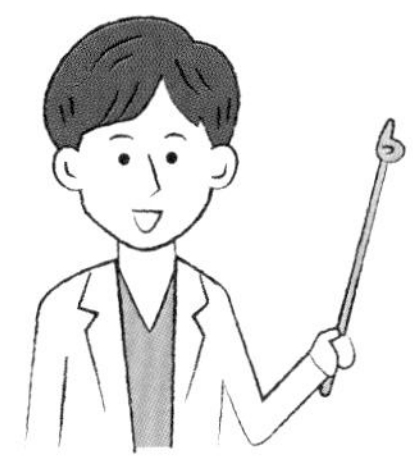

太りやすい人はよい体を手に入れやすい!

太りやすい=栄養素を吸収しやすい、ということは逆に考えると、たんぱく質を中心とした食事にして筋トレなどの運動に励めば、たくましい筋肉質の体を得ることができる、ということなのです!

5 日本人は内臓脂肪をためやすい

＼太って見えない人も要注意！／

内臓脂肪型肥満と皮下脂肪型肥満の違い

人間の脂肪組織（体脂肪）は、つく場所の違いにより内臓脂肪と皮下脂肪に分かれます。内臓脂肪は小腸などの内臓の周りにつく脂肪のことをいうのに対し、皮下脂肪は全身の皮膚の下につきます。

内臓脂肪の方が多い内臓脂肪型肥満は、腰まわりが大きくなりやすく、その体型から「リンゴ型肥満」とも呼ばれ、生活習慣病を招きやすくメタボリックシンドロームの診断基準になっています。また、外見上太って見えず、BMI値も肥満ではないものの、内臓脂肪が蓄積している場合もあり、俗に「隠れ肥満」「やせメタボ」と呼ばれます。そんなに太っていないのに、糖尿病などの生活習慣病になっている方の多くが、この内臓脂肪過多の状態です。

皮下脂肪の方が多い皮下脂肪型肥満とは、腰まわりや太もも、お尻など下半身の肉づきがよいのが特徴で、その体型から「洋ナシ型肥満」とも呼ばれます。見た目は太っているのに、血液検査では異常がない方の多くは、この皮下脂肪型肥満です。

この肥満の違いは体質の違いからくるものと思われ、両方を合併している方も多数います。

日本人を含む東洋人は内臓脂肪型肥満が多く、体重増加に注意が必要です。腹部CTで内臓脂肪が100㎠を超えると、内臓脂肪過多です。ぜひみなさんも人間ドックなどで内臓脂肪測定のCTを受けてみてください。内臓脂肪は蓄積されやすいので、さすが内臓に近いため代謝もされやすいので、皮下脂肪よりも落としやすい脂肪とされています。内臓脂肪を減らすにはもちろん糖質制限が最も有効です。

安全な肥満と危険な肥満

皮下脂肪型肥満
〈洋ナシ型肥満〉

皮下脂肪とは…

皮膚と筋肉の間に蓄えられる脂肪のこと。寒さや衝撃など、外の刺激から守るクッションの役割を果たしている。

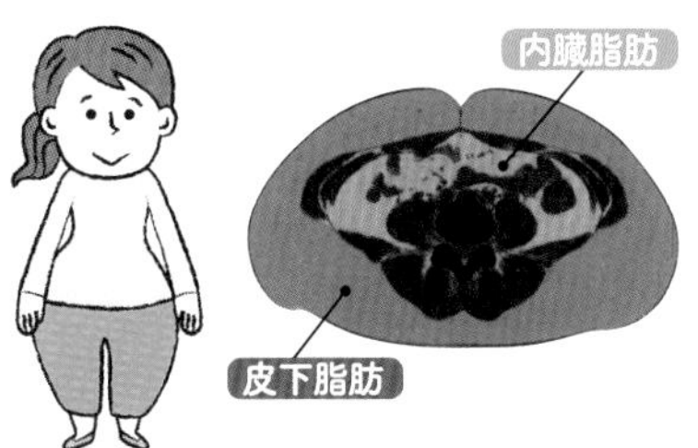

比較的安全

内臓脂肪型肥満
〈リンゴ型肥満〉

内臓脂肪とは…

内臓のまわりにつく脂肪のこと。血糖値や中性脂肪を上げたり、血圧を上昇させるなど身体にさまざまな悪影響をもたらす。

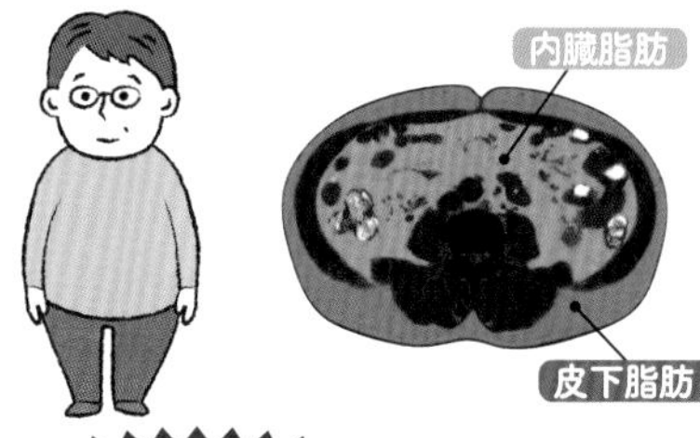

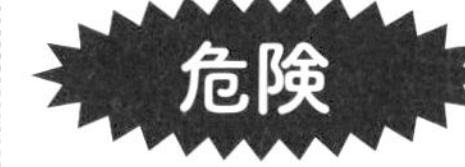

生活習慣病を招きやすい

やせメタボに注意!!

やせ型の体型の人でも腹部CTで内臓脂肪過多のことがあり、外見では判断できない。右の2人は身長、体重ともにほぼ同じ。

【同じBMI20の人】

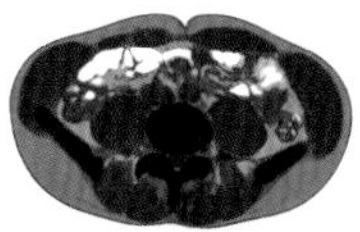

前川医師
内臓脂肪 26.9cm²

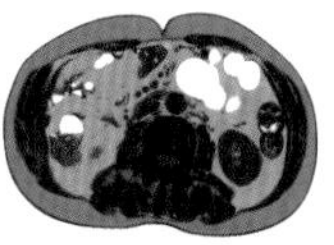

やせメタボの人
内臓脂肪 131.3cm²

メタボリックシンドロームの診断基準

内臓脂肪蓄積

内臓脂肪面積
100cm²以上

腹囲
- □男性85cm以上
- □女性90cm以上

リスク項目

- □最高血圧130mmHg以上
- □最低血圧85mmHg以上
- □中性脂肪150mg/dL以上
- □HDLコレステロール 40mg/dL未満
- □空腹時血糖110mg/dL以上

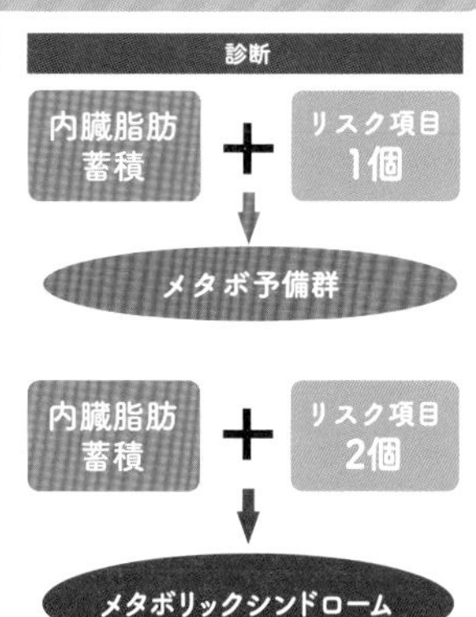

6 糖質過多の先に待つもの 肥満ががんのリスクを高め、老化を加速

肥満はがん・認知症のリスクも高める

肥満ががんの原因になることは前にも述べましたが、日本を含めた先進諸国では、肥満による「生活習慣型のがん」が急増しています。

肥満がさまざまな種類のがんの原因となる理由は多様であると考えられますが、肥満によりインスリンが過剰分泌されてしまう状態になることで、がん発症のリスクが高まると考えられています。アメリカでの研究によると、男女ともにBMIが増加するにつれ、がんによる死亡リスクが高くなっています。

また、肥満は認知症のリスクも高めるといわれています。2019年アメリカのマイアミ大学の研究によると、60歳代でBMIが高く、ウエスト

が大きい人は、加齢にともない、記憶や思考などで重要な役割を果たす大脳皮質（灰白質）の厚さが薄くなることが明らかになりました。これは、肥満が脳のたんぱく質の減少と関連していることを意味しており、同研究では肥満が脳の老化を10年以上加速させる可能性があり、アルツハイマー病のリスク上昇につながると指摘しています。

さらに、糖質過多による肥満の人は、余った糖質が体の構成成分のたんぱく質のひとつであるコラーゲンと結合し、「糖化」という現象をおこします。肌のコラーゲンが糖化すると、たるみやシワ、くすみの原因になりますし、コラーゲンが多い軟骨が糖化すると骨折しやすくなります。

やはり健康寿命を延ばすためには、若いうちから糖質制限をして減量に励むことが重要です。

肥満によりがん発症のリスクが上昇！

赤文字は
消化器系のがんです。
男女ともに
多いですね

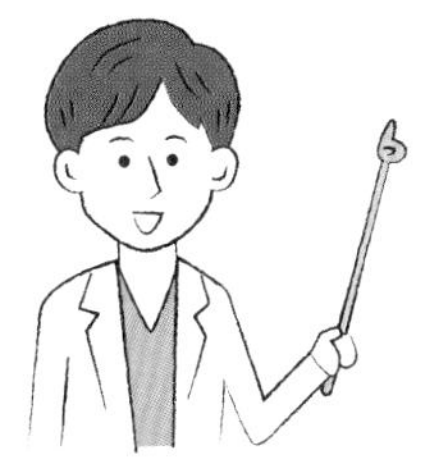

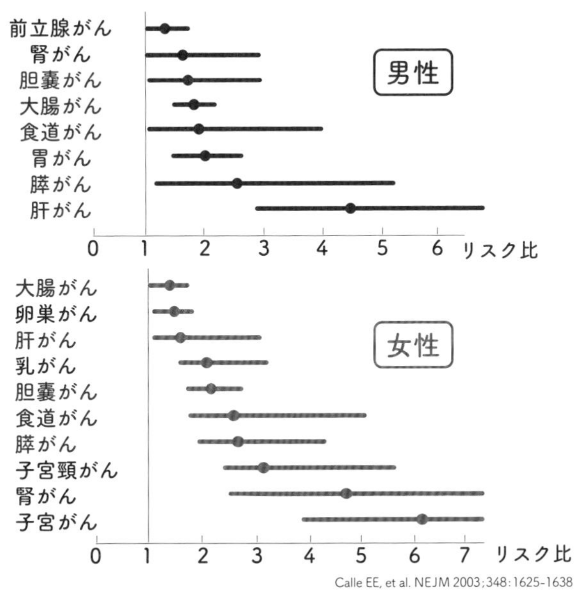

Calle EE, et al. NEJM 2003;348:1625-1638

糖質と老化

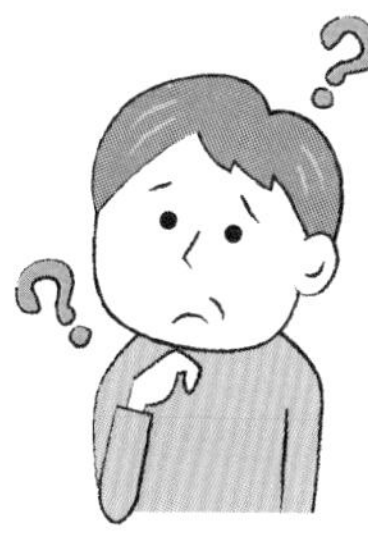

脳の老化を早め**認知症**のリスクを高める

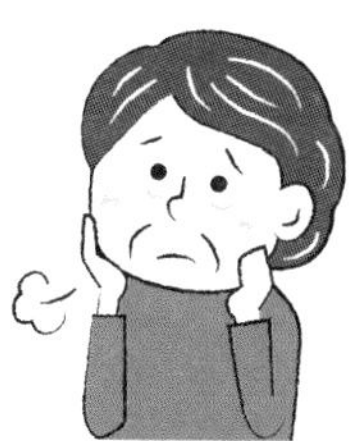

「糖化」が**肌のくすみ**や**たるみ** **シワ**の原因に

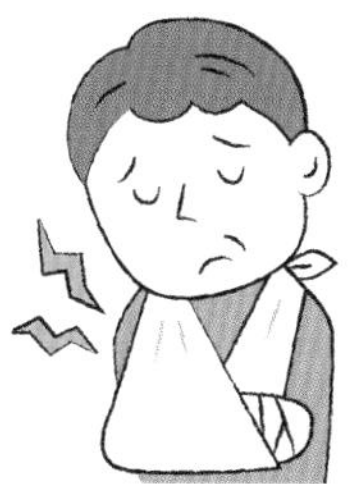

軟骨が「糖化」して**骨折**のリスクが上昇

健康寿命を延ばす
||
糖質制限が重要

7 糖質過多は生活の楽しみをも奪う

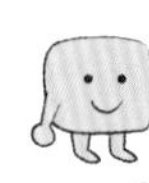

／若い頃の健康体重に戻ろう＼

脂肪の重りがひざ痛・腰痛の原因に

ひざ痛や腰痛で整形外科を受診したら、まずは減量をすすめられたという方はいらっしゃいませんか？ダイエット外来にも、慢性的なひざ痛・腰痛に悩まされている方が多数います。

太っていると長期にわたってひざや腰に負担がかかり、最終的には関節や骨が変形してしまいます。

痛みのある方は若い頃の健康体重と比べて、何キロ増加しましたか？　その増加した体重の大半は脂肪であることが多く、10キロや20キロの脂肪という重りを常に抱えながら、歩いたり、階段を上ったり、立ちっぱなしで仕事をしたりしているようなものです。大変なことだと思いませんか？

しかも人は年を重ねるにつれ、特に鍛えていない限りは筋力も低下するので、なおさらひざや腰に負担がかかります。痛み止めは対症療法にすぎず、痛みがごまかされることで、さらにひざや腰を酷使し、手術が必要な状態まで変形してしまうこともよくあります。

いま肥満があるものの、元気でなんともないという方も、決して他人事ではありません。過体重の状態が続くと、いずれひざや腰が変形してきます。肥満が原因でひざや腰が悪くなり、活動量も落ち、スポーツや楽しい旅行などができず、家で痛みにうなされるのはいやではないですか？

たかが10キロ増えただけなどと思わずに、若いころの健康体重に戻るように努力すべきです。そのためには、やはり糖質制限が最も有効であることはこれまで述べてきたとおりです。

肥満によって奪われるもの

肥満になる

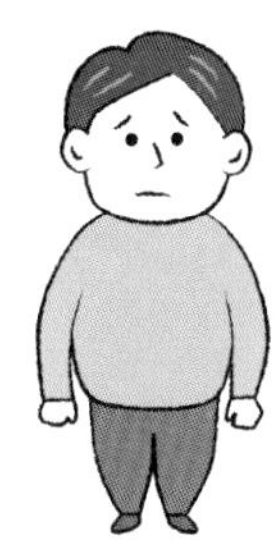

日常生活の動作が難しくなる

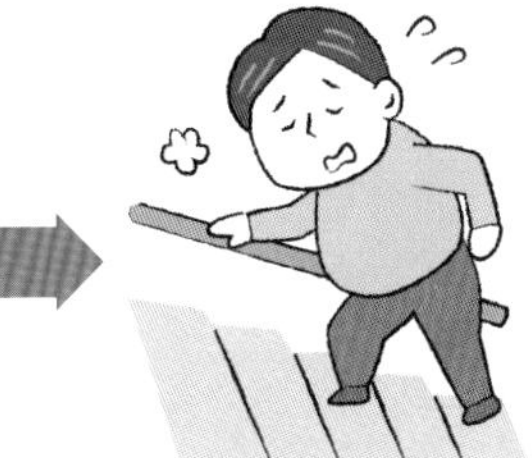

階段の昇降

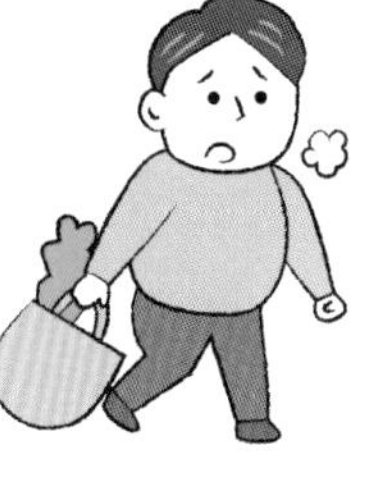

買い物

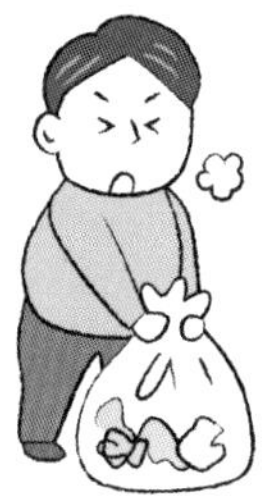

重いゴミ捨て

負担や痛みで楽しみが減る

さらなる活動の低下

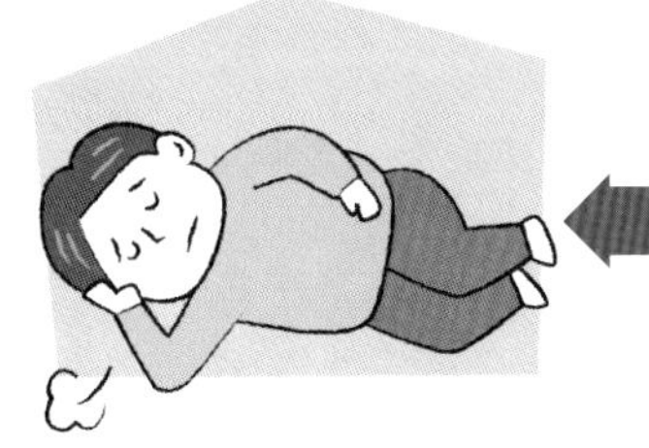

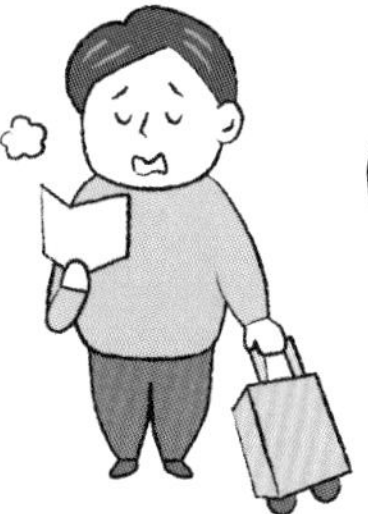

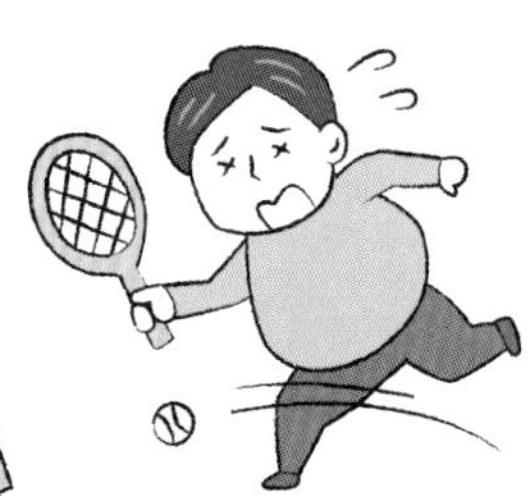

糖質過多によって奪われる生活の楽しみ

糖質を摂りすぎることで、体脂肪が増え、体重が増加すると、体調に悪影響が出るだけでなく、日常生活にも影響を及ぼします。体を動かしにくくなることで、自発的な運動をしなくなり、さらに体重が増える、という悪循環になりかねず、そういったことを防ぐ意味でも、肥満を防ぐことは大切です。

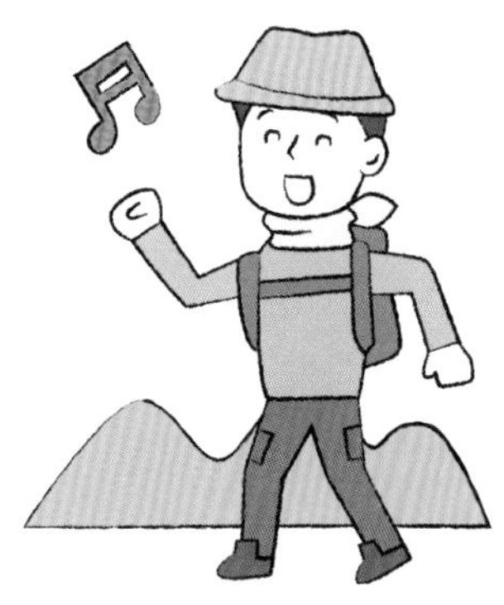

8 糖質と脂質の協奏曲

／ダブルで脂肪を蓄える＼

大量同時摂取は肥満の元凶

糖質は肥満ホルモンであるインスリンの分泌を促すため、最も肥満になりやすい栄養素であることをこれまで述べてきました。それではカロリーが高い脂質（1g＝9kcal）はどうでしょうか。

脂質も摂りすぎると肥満の原因となることがあります。特に糖質と脂質の同時大量摂取は肥満の元凶です。糖質と脂質を多量に含む食事を摂取すると、脂質よりも優先的に糖質が消費され、余った糖質は体脂肪になります。おのずと脂質も消費されず、糖質によって分泌されたインスリンで脂肪組織に取り込まれ、体脂肪として蓄積されます。

現代人は糖質と脂質の同時摂取が大好きです。ラーメン、カレーライス、カツ丼など挙げたらきりがなく、ポテトチップスなどのスナック菓子も糖質と脂質を多く含みます。糖質と脂質が組み合わさっている食べ物は、非常に魅力的で中毒性があるものばかり。さらに、手軽に早く食べられるものも多く、忙しい現代人にとっては欠かせないものといえるでしょう。脂身の多いステーキを、それだけで1枚食べ切るのは難しい場合も、ごはんを食べながらだと口の中がリセットされて食がすすむ、というようなことはありませんか。まさにこのような現象は、糖質も脂質も余計に取り込んでしまう、「糖質と脂質の協奏曲」といえます。

ではダイエットのためには、糖質と脂質のどちらを減らすべきか。メカニズムから考えれば糖質です。実際にダイエットする際も、糖質を減らす方が取り組みやすいのではないでしょうか。

糖質と脂質を同時に摂ると太る!

糖質 + 脂質の食べ物

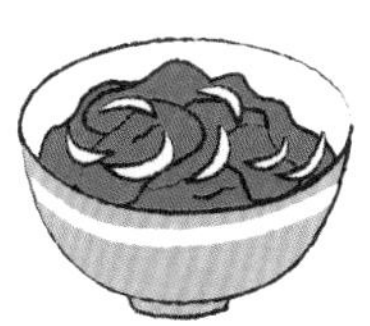

牛丼
ごはん(糖質)
+
牛肉(脂質)

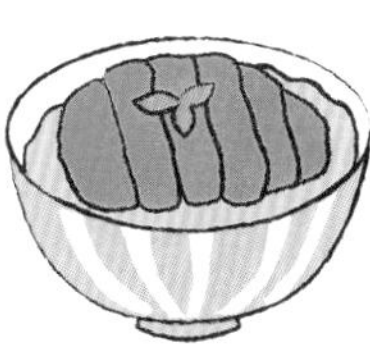

カツ丼
ごはん(糖質)
+
豚肉(脂質)

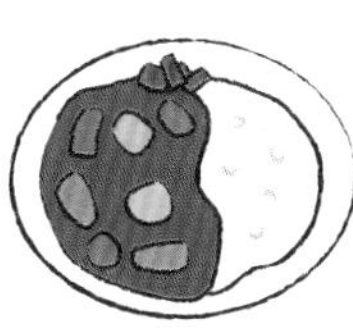

カレーライス
ごはん(糖質)
+
ルー(脂質)

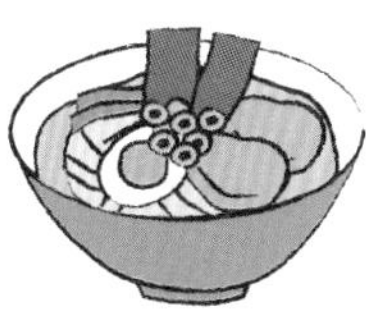

ラーメン
麺(糖質)
+
スープ(脂質)

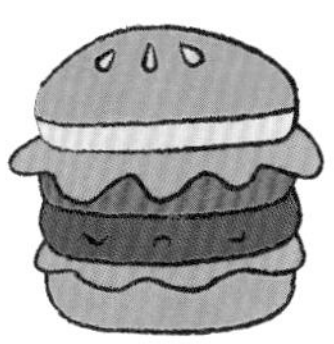

ハンバーガー
バンズ(糖質)
+
パテ(脂質)

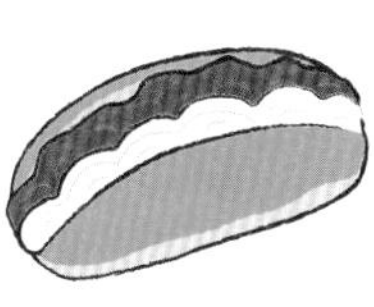

菓子パン
パンと具(糖質)
+
パンと具(脂質)

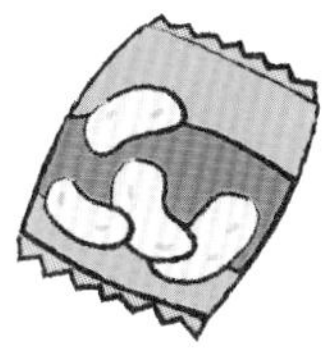

ポテトチップス
ポテト(糖質)
+
揚げ油(脂質)

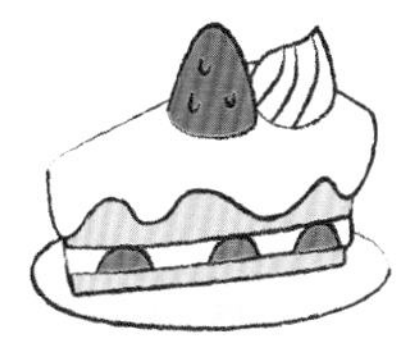

ショートケーキ
スポンジ(糖質)
+
クリーム(脂質)

糖質+脂質がなぜ太るのか

理由①

- 脂質が脂肪に変わる際に糖質によって分泌されるインスリンが必要であるから

理由②

- 糖質と脂質の組み合わせは食欲を増進させ、食べすぎるから

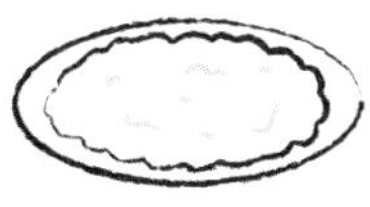

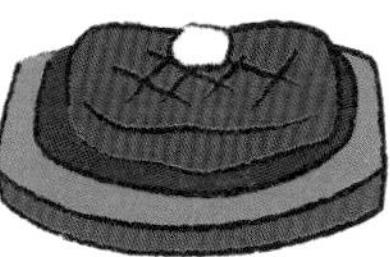

脂質のみがなぜ太らないのか

理由①

- 脂質のみならインスリンが分泌されず、脂肪に変わらないから

理由②

- 脂質のみであればそれほどの量を食べられないから

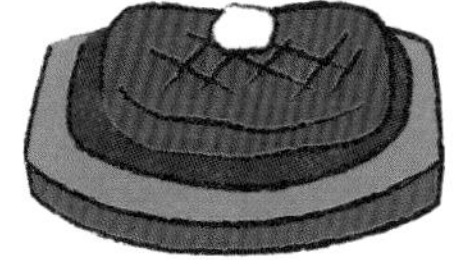

9 肥満と糖尿病は表裏一体

／体内での糖質のゆくえ＼

肥満か糖尿病かはインスリンの産生能力次第

糖質の摂りすぎは肥満になりやすく、また血糖値が上昇し、糖尿病になる可能性も高まります。

糖質を過剰摂取すると、膵臓（すいぞう）で産生されたインスリンの働きでブドウ糖が脂肪細胞に運ばれますが、インスリンの働きが弱いと血中に糖質があふれ糖尿病になります。

要するに、インスリンが増加しやすい人は糖尿病になりにくいものの肥満になりやすく、インスリンが増加しにくい人は肥満になりにくいが糖尿病になりやすい特徴があります。このインスリンを産生する膵臓の働きは個人差があり、西洋人は強く、東洋人は弱い傾向にあるといわれています。

左ページの図を見てください。図の島は全身の脂肪細胞、海は全身を流れる血液を示しています。米俵はブドウ糖で、海に浮かぶボートはブドウ糖の運搬をつかさどるインスリンです。米俵の数は左右とも同じ13個です。インスリンがよく出る西洋人は、米俵を血液中に落とすことなく、脂肪細胞まで運搬します。すなわち、糖尿病にはなりにくいものの、肥満になってしまいます。一方、インスリンが出にくい東洋人は、米俵を脂肪細胞に運搬する途中で血液中に落としてしまい、それほど体重は増えないものの、血糖値が上昇してしまいます。すなわち、肥満にはなりにくいものの糖尿病になってしまいます。

糖質を過剰に摂取した場合、糖尿病になるか、肥満になるかは、膵臓の働きによるわけで、肥満と糖尿病は表裏一体の関係といえます。

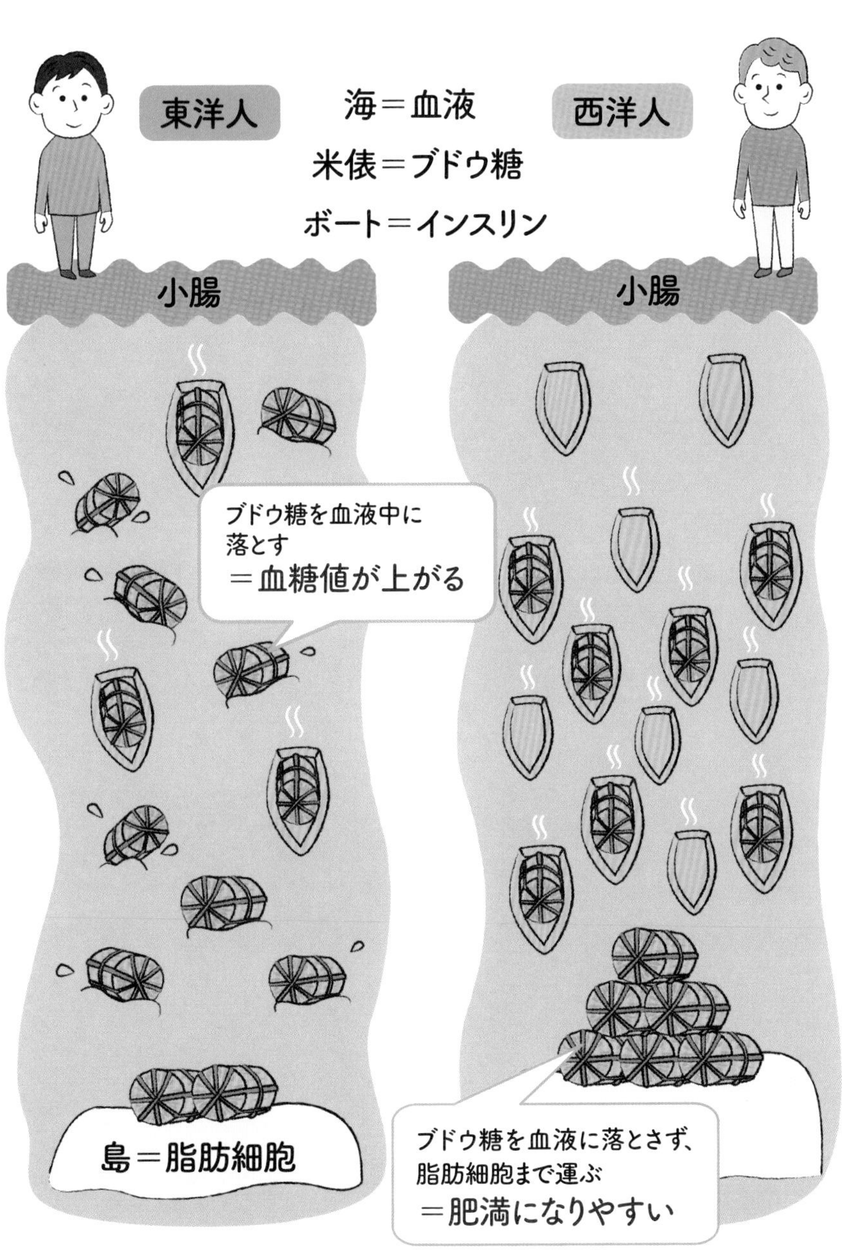
東洋人と西洋人のインスリン産生の違い
東洋人
西洋人
海＝血液
米俵＝ブドウ糖
ボート＝インスリン
小腸
小腸
ブドウ糖を血液中に
落とす
＝血糖値が上がる
島＝脂肪細胞
ブドウ糖を血液に落とさず、
脂肪細胞まで運ぶ
＝肥満になりやすい

10 糖尿病になる人はほぼ体重増加している

たかが数キロ、されど数キロ。中太りでも糖尿病に

内臓脂肪の増加とインスリンの働き

免疫異常による1型糖尿病、膵臓がんなどのインスリン分泌不全が原因の特殊な糖尿病を除いて、大半の糖尿病の人は体重が増加しています。そういうと、「自分は太っていないけれど糖尿病だ」という方もいるかもしれません。しかし、20歳の頃に比べて、数キロは体重が増加しているのではないでしょうか？　増加した数キロが筋肉なら問題ないのですが、内臓脂肪なら大問題です。

インスリンは食後に上昇する血糖値を正常範囲まで下げることができる唯一のホルモンです。内臓脂肪が過剰に蓄積すると、脂肪から放出されるアディポサイトカインの異常分泌がおこり、血糖値を下げるのに過剰なインスリンを必要とします。

そして、働きが悪く、質の悪いインスリンが血液中で増加し（これを「インスリン抵抗性」という）、さまざまな生活習慣病を引き起こします。インスリン抵抗性が進行すると、インスリンがいくら増加しても血糖値が下がらなくなります。これがそんなに太っていなくても糖尿病になる原因でもあります。

最近では、いわゆる中太りの糖尿病は増加の一途をたどっています。私が受けもつ糖尿病患者さんのなかには、数キロ体重が落ちただけで、糖尿病薬やインスリン注射が必要なくなった方が多数います。

たかが数キロ、されど数キロです。内臓脂肪の増加による体重増加にはくれぐれもご注意ください。そして、生活習慣病を有する方には、肥満がなくとも内臓脂肪測定の腹部CTをおすすめします。

内臓脂肪の健康障害

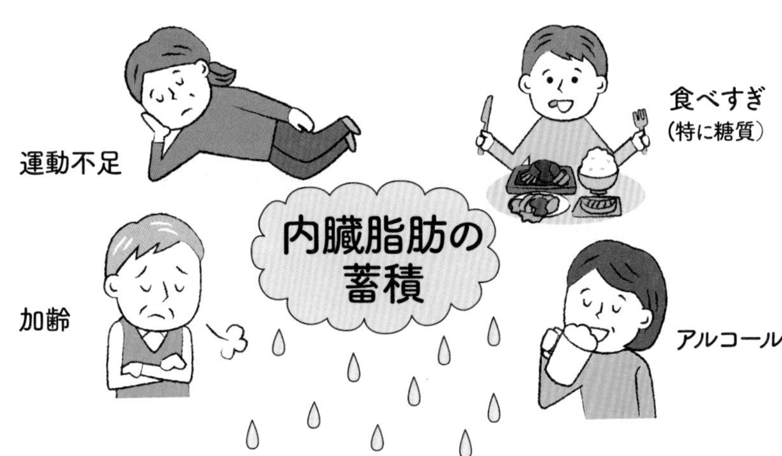

内臓脂肪が体にたまるとさまざまな症状が出てくる

高血圧

インスリンの分泌が過剰になると、交感神経が刺激され、血圧を上昇させる。

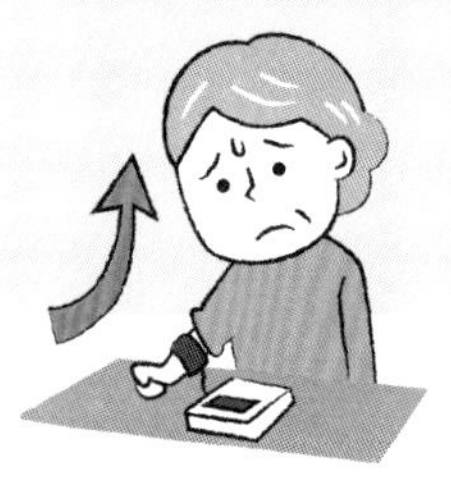

動脈硬化

アディポサイトカインという物質の異常分泌が起こり、動脈硬化が促進されて脳梗塞や心筋梗塞などの原因となる。

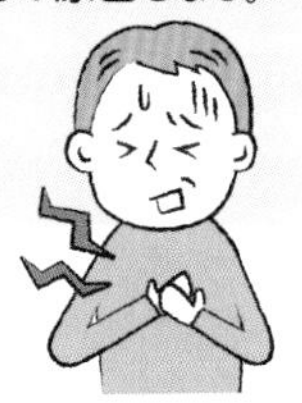

糖尿病

インスリンの働きが悪くなり、血糖値が上昇して糖尿病のリスクが高まる。

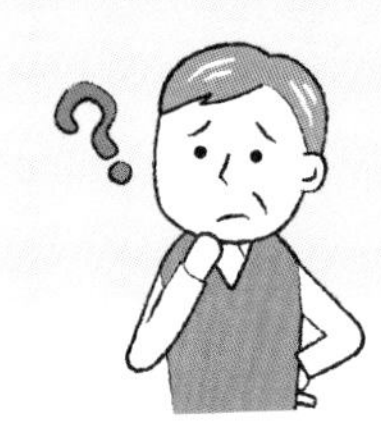

脂質異常症

内臓脂肪の量が増えると内臓脂肪の出し入れが盛んになり、血液中の中性脂肪が増え、逆に善玉のHDLコレステロールが減少する。

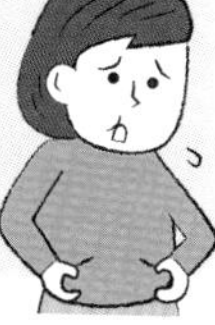

がん

高インスリン血症によって異常細胞のたんぱく質合成能力が高くなり、がんが発症しやすくなる。

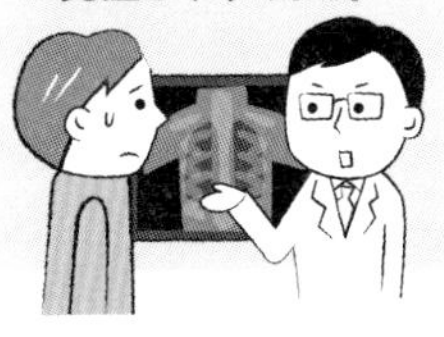

内臓脂肪面積が100cm^{2}以下でも急激に増加している場合は危険です!

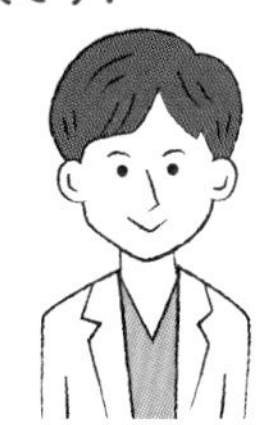

11 ＨｂＡ１ｃは血糖値の通知表

／血糖値の１～２か月の平均値／

空腹時血糖値とＨｂＡ１ｃ（ヘモグロビンエーワンシー）について

糖尿病の代表的な診断基準としては、血糖値とＨｂＡ１ｃがあります。

血糖値は、血液中のブドウ糖の濃度で、直前の食事の影響を受けやすく、ばらつきが大きい値のため、糖尿病の治療効果を診る上で私たち医師はあまり重要視していません。しかし、血糖値は重要な健康のバロメーターになります。とくに糖尿病の初期段階では空腹時血糖が正常であっても、食後高血糖がみられることが多く、糖尿病の早期発見のためには血糖測定器による血糖測定がおすすめです。（→Ｐ１３８）

ＨｂＡ１ｃとは、血液中のヘモグロビンにブドウ糖が結びついたもので、過去１～２か月の血糖状態を把握できる数値です。ＨｂＡ１ｃは糖尿病に関しての判断基準の一つであり、左ページの表のように６.０％以上の人は糖尿病の可能性があります。

血糖値は、直前の食事によって変化する値であり、バラつきが大きく、小学生の日々の小テストのようなもの。一方、ＨｂＡ１ｃは過去１～２か月の血糖値の平均値を反映していて、数日前から糖質に気をつけるぐらいではよくならない値であることから、小学校の通知表のようなものだといえます。

みなさんは子どもの日々の小テストと通知表のどちらを重視しますか？　もちろん通知表だと思います。当然、医師も血糖値よりもＨｂＡ１ｃに主眼をおいて糖尿病の診療にあたっています。

血糖値とHbA1cの違い

血糖値

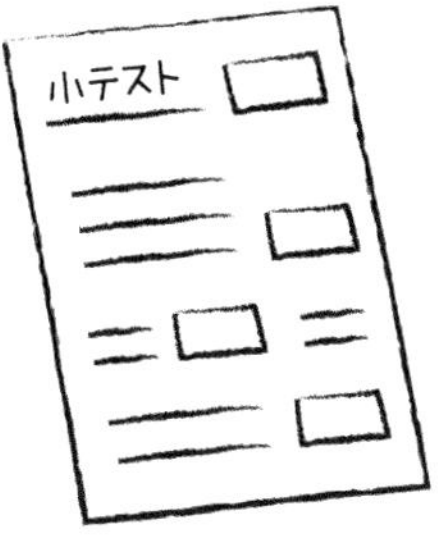

血糖値は小テストのようなもの。直前の食事の影響を受けやすくバラつきが大きい。

HbA1c

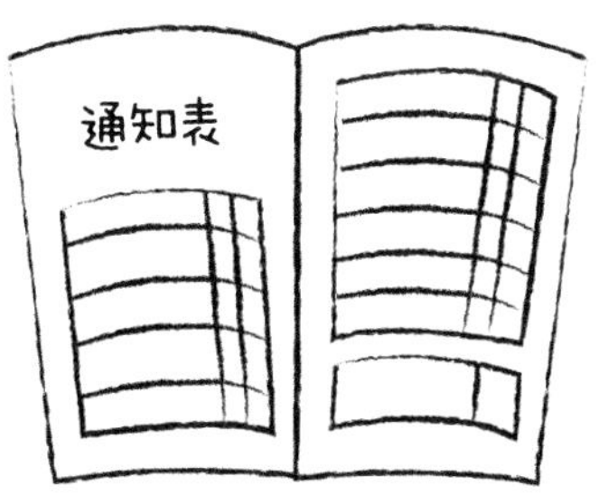

過去1～2か月の血糖値の通知表のようなもの。一夜漬けで数値を改善させるのは不可能のため、医師はこちらの数値を重視する。

HbA1cの基準値

正常	要注意	糖尿病の疑いあり	糖尿病が強く疑われる
5.6％未満	5.6～5.9％	6.0～6.4％	6.5％以上

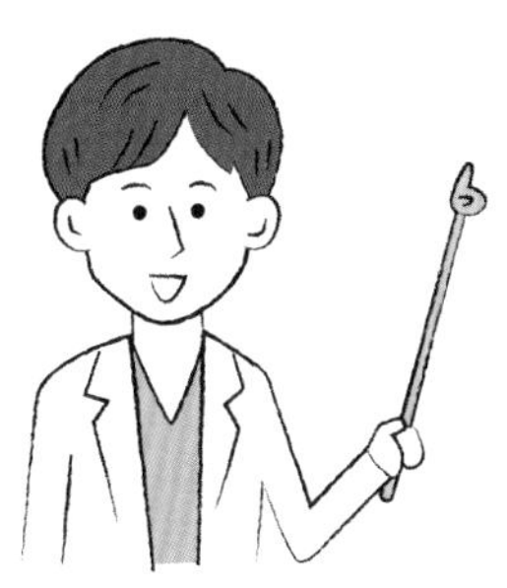

ただし、糖尿病の早期発見のためには自分の血糖値に関心をもちましょう！

空腹時血糖値　100 mg/dL以下が正常
食後1時間の血糖値　180 mg/dL以下が正常
食後2時間の血糖値　140 mg/dL以下が正常

基準値を超える場合は糖尿病の可能性があります。
医療機関を受診しましょう。

12 血糖値を上げるのは、糖質だけ

更新される医療情報には敏感に

糖質は速やかにほぼ100％血糖に

1997年、米国糖尿病学会は、「糖質は100％、たんぱく質は50％、脂質は10％未満が血糖に変わる」としていました。しかし2004年、前述の内容を削除・変更し、「食事摂取後直接、血糖に変わるのは三大栄養素の中で糖質のみである」という情報を全世界に発信しました。具体的には「糖質は速やかに吸収され、ほぼ100％が血糖に変わり、120分以内に吸収は終了する。また、たんぱく質、脂質は食事摂取後、直接血糖に影響を及ぼすことはない」という内容となっていて、食事療法におけるこれまでの認識を大きく変えることになった勇気ある表明であったと思います。

医療は日進月歩です。しかし、医療界全般にわたっていえることですが、新しい概念を受け入れようとしない頑なな医療者も多数います。医療界においては、今日の真実が、明日の嘘となり、今日の嘘が、明日の真実となりうるのです。ですから、医療を受ける側も医療情報に関して敏感になってほしいと思います。

私は生活習慣病で一番厄介なのは合併症が深刻な糖尿病だと考えます。多くの場合は自覚症状がなく、病院で診断を受ける頃には相当病状が進んでいることも多い病気です。病状が進むと失明、人工透析、足の切断など、日常生活に大きな支障をきたす状態に陥る可能性もあります。糖尿病の原因は慢性的に続く高血糖です。血糖値を上げる唯一の栄養素である糖質を控えることは、糖尿病予防・治療においてぜひ実践すべきことなのです。

血糖値が上がるとなぜよくない？

〔そもそも高血糖とは？〕

糖質を摂ると体内で分解され、ブドウ糖となる。高血糖とは血液中のブドウ糖の濃度が高い状態で、これが続くとインスリンが正常に分泌されない、働かないなど異常が起きる。

糖尿病の人

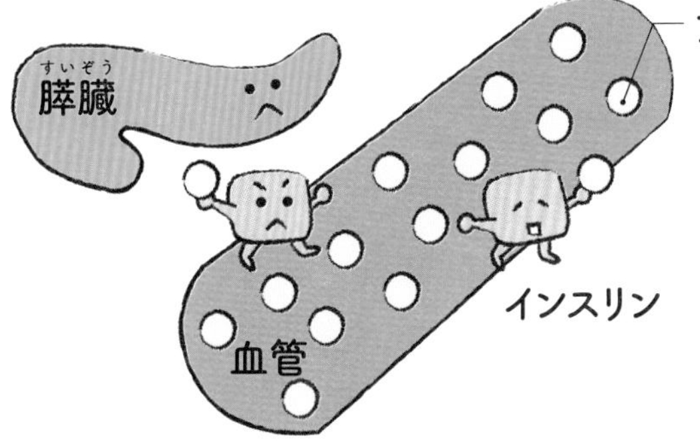

慢性的な高血糖

恐ろしい糖尿病の三大合併症

◉糖尿病性神経障害

全身に張り巡らされた神経が高血糖によって障害され、足の切断を余儀なくされることがある。

◉糖尿病性網膜症

高血糖により網膜の血管が傷つけられ、最悪の場合は失明する。

◉糖尿病性腎症

腎臓の働きが極端に低下すると生命の危機となり、人工透析になる場合も。

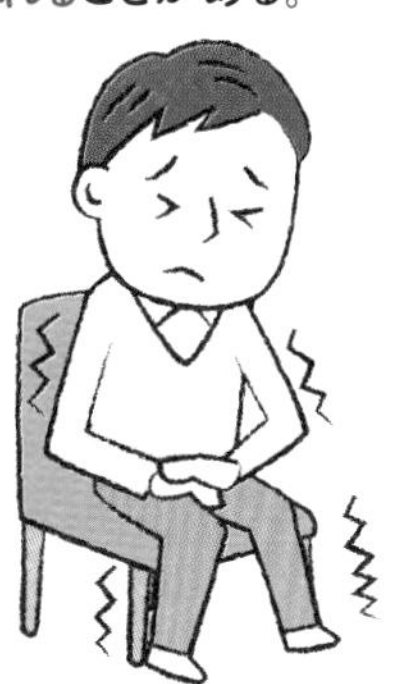

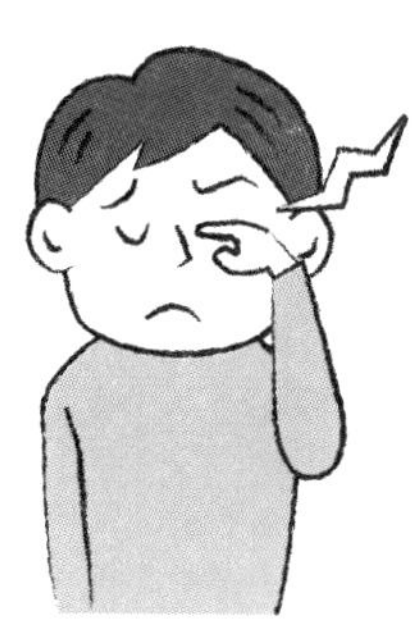

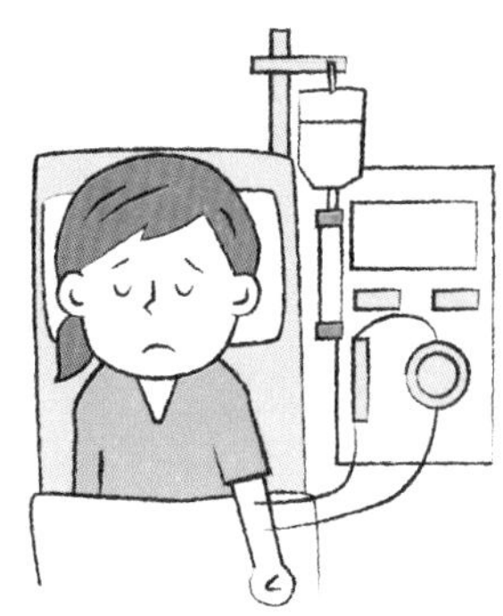

13 清涼飲料水の糖質で生命の危機!?

常習的に飲むのは危険！

エネルギー不足と脱水で昏睡状態にも

ペットボトル症候群という言葉をご存知ですか？これは、糖質を含む清涼飲料水を大量に飲み続けることで発症します。清涼飲料水には大量の糖質が含まれているものが多く、一気に摂取すると急激な血糖値の上昇をきたします。

血糖値が高くなると、血液中の糖を薄めるために尿に糖を排出しようとするため尿量が増えます。その結果、体は脱水状態となり、再び清涼飲料水を飲むという悪循環に陥ります。すると、高血糖がくり返され、インスリンの効きが極端に低下し、体調に悪影響が出てきます。

インスリンが働かずエネルギーに糖質を利用できなくなると、脂肪を分解してケトン体というものを作り、エネルギーを生み出そうとします。ただし、これまで糖質でのみエネルギーを生み出す、いわゆるハイオクガソリン（糖質）で生きていた人にとっては、急にケトン体のような、いわゆるレギュラーガソリン（脂質）で生きろといわれても、すぐには対応できません。

結果的に糖質もケトン体も正常な働きをすることができず、エネルギー不足となり、高血糖がさらに悪化し、ケトン体が急激に増えて血液が酸性に傾きます（ケトアシドーシス）。この状態になると多尿、嘔吐などの症状が表れることもあります。高血糖により重度の脱水に陥り、最悪の場合は昏睡状態になり、死亡する可能性もあります。

何気なく飲んでいる清涼飲料水にこのような危険があるのです。常習的に飲むことはやめましょう。

ペットボトル飲料の糖質はどれくらい？

500mlのペットボトル1本分に含まれる砂糖の量を角砂糖に換算すると…（角砂糖1個＝4g）

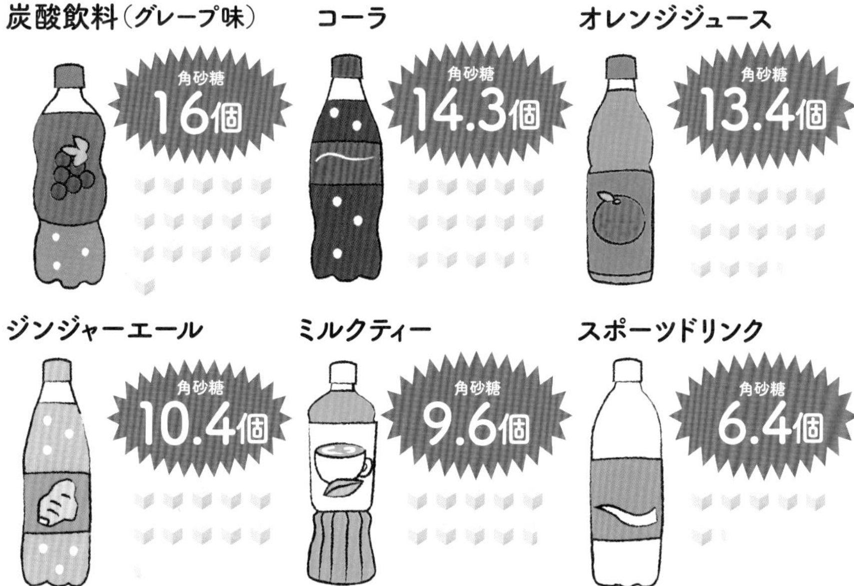

あなたは大丈夫？ ペットボトル症候群

清涼飲料水を大量に飲むことで血糖値が上昇し、膵臓（すいぞう）が疲弊してインスリンの働きが低下。ブドウ糖が血液中にあふれ、血糖値が上がったままになる。一方、インスリンが働かず糖質がエネルギーとして代謝されないと代わりに脂肪を分解するようになる。この脂肪が分解されるときにできるのが酸性物質であるケトン体である。血液中にケトン体が急激に増えると血液が酸性に傾き、その状態を「ケトアシドーシス」という。

喉が乾く
高血糖
清涼飲料水を
たくさん飲む
ケトアシドーシス

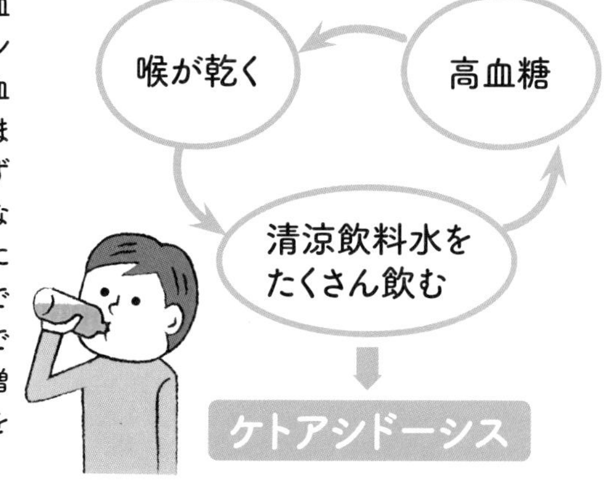

14 知っておきたいコレステロールのこと

37兆個もの細胞膜の成分

LDLとHDLのバランスと量が大事

コレステロールは私たちの体の約37兆個もの細胞の膜を構成する大事な成分です。1日に必要なコレステロールの量は1~2gとされますが、そのうち7割が肝臓など体内で合成され、残りの3割を食事から摂り入れています。

体が正常なときは、コレステロールを一定量にする機能が働き、食事で多くのコレステロールを摂ると、体内で合成する分を減らします。しかし、揚げ物やスナック菓子などを食べすぎたり、糖質制限で肉やチーズ・バターなどを食べすぎたり、加齢などからコレステロールを一定にする機能が低下してくると、血液中のコレステロールが増加します。

血液中のコレステロールにはLDL（悪玉）コレステロール、HDL（善玉）コレステロールの2つがあり、LDLコレステロールが高いことと、HDLコレステロールが低いことが動脈硬化の原因になるとされています。ただし、最近LDLコレステロールのすべてが悪いわけではなく、そのなかのごく一部の小粒子LDLコレステロールの酸化しやすい性質が動脈硬化につながりやすいことがわかってきました。

LDLコレステロールは、メタボリックシンドロームの診断基準に入っていなかったり、学会によって要注意とされる基準値がまちまちであったり、さまざまな議論が絶えません。基礎疾患のない人はLDLコレステロールの値に神経質になりすぎなくてもよいと考えていますが、あまりにも高い値が続く場合は、摂取する脂質バランスの改善（↓P90）やLDLコレステロールを下げる薬が必要です。

LDL（悪玉）とHDL（善玉）の違い

〔コレステロールとは〕

脂質の一種で、血液中だけでなく、脳や内臓、筋肉など全身に存在している。細胞膜やホルモンの材料となる。

HDL（善玉）コレステロール
増えすぎたコレステロールを回収し、さらに血管壁にたまったコレステロールを取り除いて、肝臓へもどす。

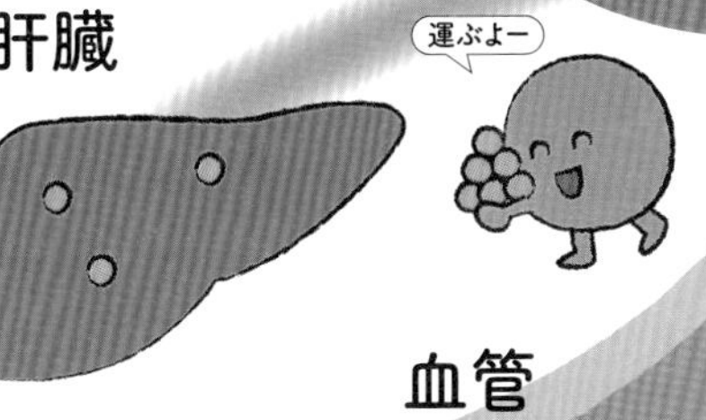

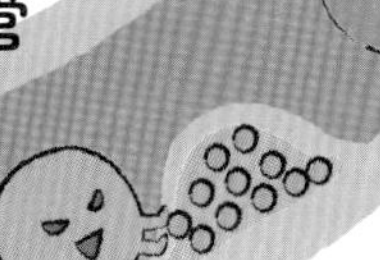

小粒子LDL（悪玉）コレステロール
増えると血管の壁に入り込んで炎症反応を起こして、コレステロールを蓄積させる。

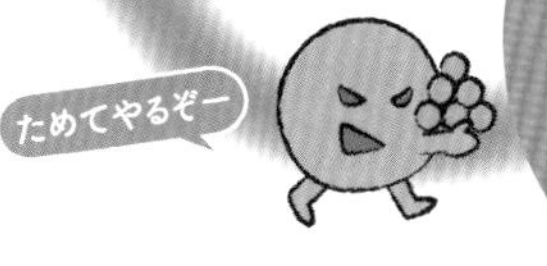

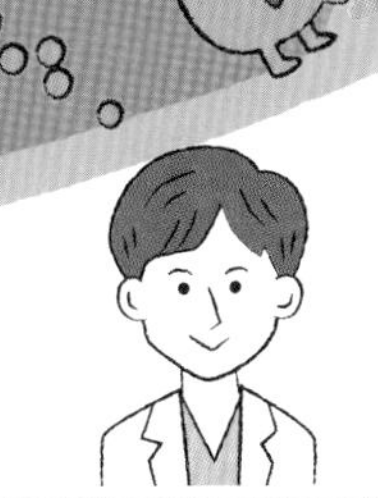

LDLコレステロールが高いことよりもHDLコレステロールが低いことの方が健康上問題です

小粒子LDL（悪玉）コレステロールが増えると…

コレステロールがたまり血管が細くなる

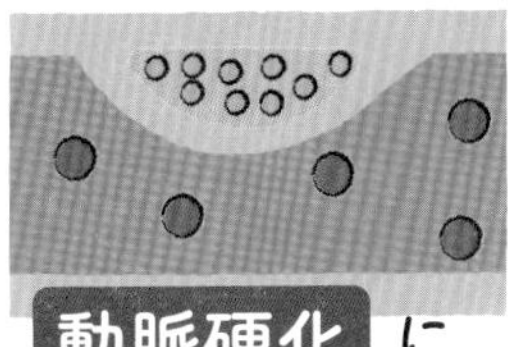

動脈硬化に

コブが破裂し血栓ができる

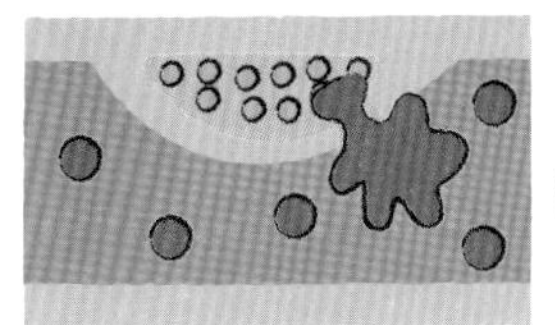

脳梗塞や**心筋梗塞**の原因に

命の危機にさらされるリスクが高まる

15

＼肥満度と活動量で判断を／

現代人における糖質摂取の意義とは？

肥満がなく活動量の多い人には必要

現代人における糖質摂取の意義は何なのでしょうか？　パート１で述べたように糖質は非常食であると私は考えます。では糖質は現代人にとって必要ないのでしょうか？　人によっては「ＮＯ」です。

例えば、熱心に部活動をする中学生や高校生のように、消費エネルギーが４０００kcalも５０００kcalもあるような人にとっては、脂質やたんぱく質だけで、消費エネルギーを補うのは困難です。消費エネルギーの補充として糖質を摂取するのはアリだと思います。イチロー選手は現役時代、体重を落とさないように、あえてたくさん糖質を摂っていたようです。また、年齢を重ねてからも、熱心に筋力トレーニングに取り組み、肥満も糖尿病もない人にも、糖質は有効な栄養素だと思います。

筋トレの際には、即効性のある糖質がエネルギー源として使われますが、体内の糖質が枯渇してくると、糖新生がおこり、肝臓や筋肉に貯蔵しているグリコーゲンを分解して、糖を生み出します。さらに筋トレを続けると、次に体脂肪を分解して、糖を生み出そうとしますが、肥満でない人は体脂肪が少ないため、筋肉を分解しはじめます。したがって、筋トレをしているのに筋肉が分解されてしまうという矛盾も起こりえます。こういう場合は糖質を積極的に摂るべきだと思います。

このように糖質は、肥満や糖尿病のない人で、運動量や基礎代謝が大きく、脂質やたんぱく質では消費エネルギーが充足できないときの補充エネルギーとしてとらえるべきでしょう。

エネルギーのつくり方

糖質を摂る

①解糖系

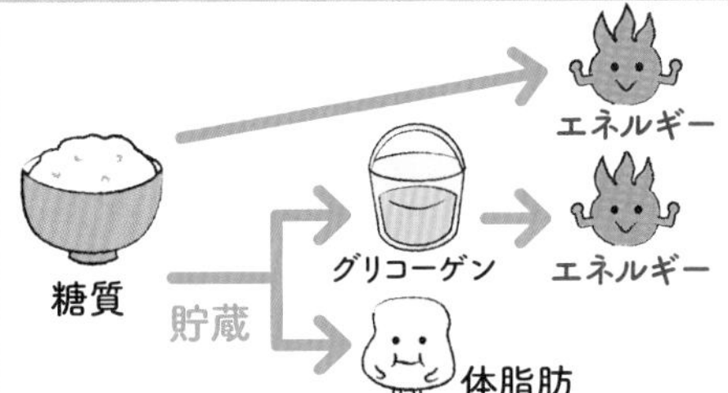

糖質がブドウ糖に分解され、そのままエネルギーとなり、余った分は肝臓や筋肉にグリコーゲンとして備蓄され、さらに余った分は体脂肪として蓄積される。糖質がなくなると、蓄えていたグリコーゲンから糖エネルギー（ブドウ糖）が産生される。

糖質を摂らない

②糖新生

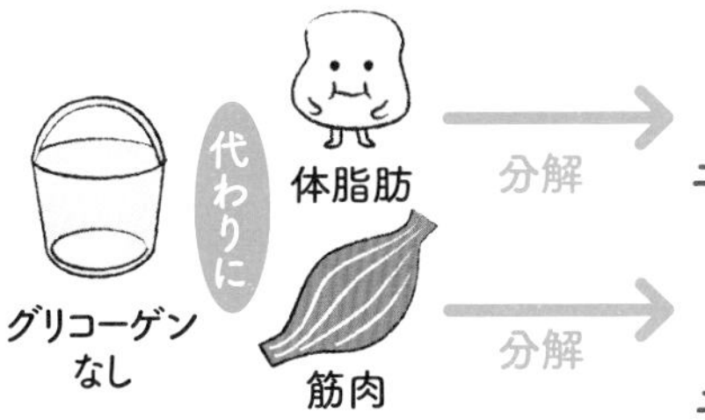

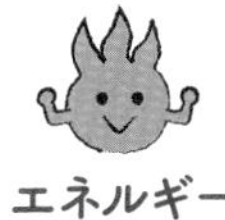

糖質を摂らず、貯蔵していたグリコーゲンも使用し尽してしまうと、体脂肪や筋肉を分解して糖エネルギーをつくり出して使用する。

糖質を摂らない

③ケトン体回路

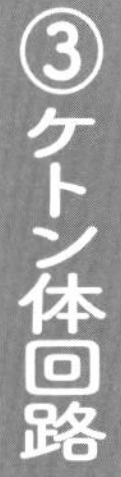
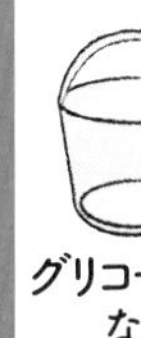

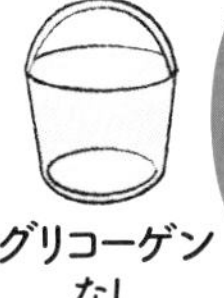

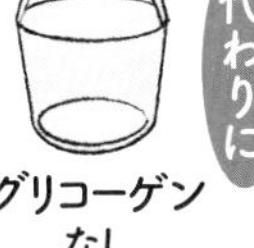

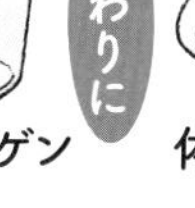

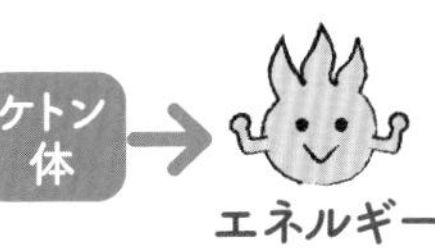

糖質が体内にまったくなくなったとき、糖新生でつくれる糖エネルギーにも限界があるため、体脂肪を分解してケトン体を産生し、エネルギーとして使われる。

糖が必要な人とそうでない人

消費エネルギーが多い人

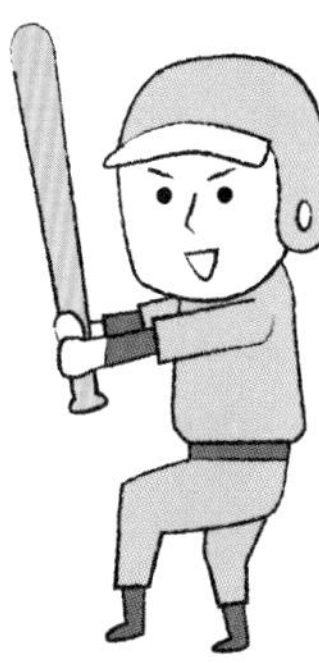

最も早くエネルギーに変わり、多く摂取できる糖質が必要。また糖質を摂らないと筋肉を分解し始めるため、激しい運動をする人は糖質が適したエネルギー源である。消費エネルギーが多いため、摂取した分を脂肪として蓄えることもない。

消費エネルギーが少ない人

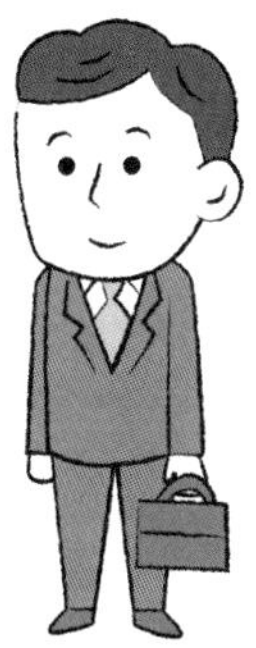

糖質を多く摂りすぎると使えなかった分が体脂肪として蓄積され、結果太る。

16 糖尿病は薬、肥満は手術に頼らないで

／糖質制限がより近道です＼

対症療法ではなく生活習慣の見直しを

糖尿病は糖質の摂りすぎでおこることは間違いのない事実です。しかし、現在の日本では、血糖値が高くて病院にかかると、カロリー制限の指導を受け、糖尿病の飲み薬やインスリン注射などを処方されることが大半です。

現在は糖尿病薬の開発により、血糖値に関してはある程度コントロール可能です。ただし、薬の治療は対症療法にすぎず、副作用の危険もあります。やはり糖質を控える糖質制限を行い、血糖値の上昇を防ぐことが、糖尿病の治療で最も重要なことだと思います。実際に私の患者さんのなかには、複数の糖尿病薬を服用していたり、インスリン注射をしていた人が、糖質制限を行うことでまったく薬が必要なくなった人も多数います。

肥満は糖尿病と表裏一体であり、やはり糖質の摂りすぎでおこります。患者さんのなかには、糖質制限などの食事療法にはまったく関心を示さず、胃を切除する減量手術を希望する方がいらっしゃいますが、手術で簡単にやせられるわけではありません。手術によって急激に小さくなった胃に対応できず、数か月間嘔吐を繰り返すことが多く、人によっては永続的に吐き続けて栄養失調になる人もいます。腸閉塞など術後合併症のリスクもあります。

生活習慣が悪くてなってしまった糖尿病や肥満を、手っ取り早いからと、薬や手術に頼るのは筋違いだとは思いませんか？ まずは糖質制限を実践し、それでもどうしようもないときに、このような治療を考慮すべきです。

何が大事でしょうか。糖質? 健康?

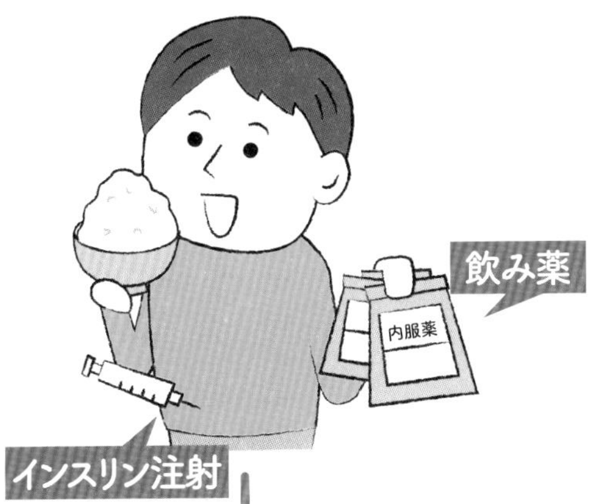

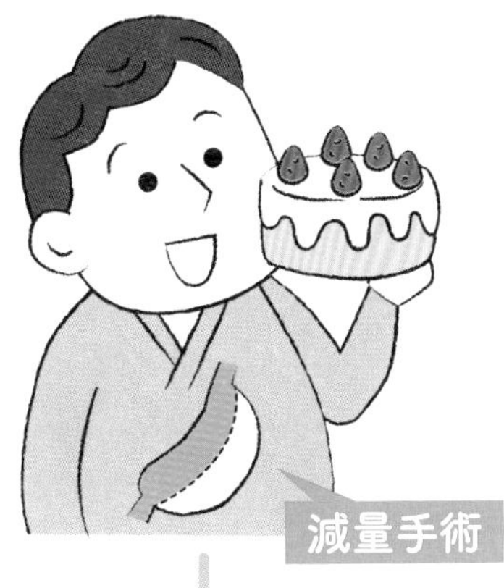

いくら治療をしても
糖質の摂りすぎを止めなければ…

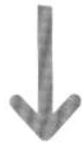

糖尿病から脱することができず
一生内服薬やインスリンが必要。
薬はどんどん増えていく。

減量手術で
一時的に肥満が改善しても
リバウンドしてしまう。

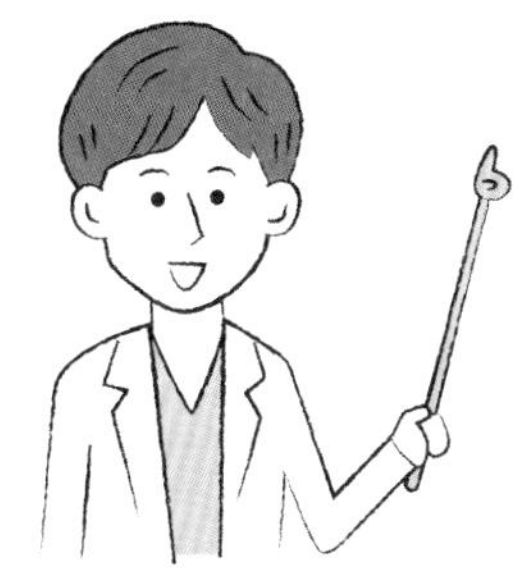

**まずは食事を見直して
糖質制限を
実践しましょう!**

PART2 理解度チェックテスト

問1　肥満度について正しいものをすべて選びましょう。

A 肥満度の指標として、体重よりもBMIの方が有用である
B BMI＝体重(kg)÷身長(m)で計算できる
C BMI25以上で肥満と判定される

**問2　糖質を摂りすぎるとどうなりますか？
そのしくみを、正しい順番に並べ替えましょう。**

A 膵臓(すいぞう)から多量のインスリンが分泌される
B 多くの糖質を摂ると多量のブドウ糖が血液中に取り込まれる
C 脂肪に蓄積され、太る
D インスリンが筋肉や肝臓に運びきれない糖を脂肪に運ぶ

**問3　肥満によって起こる体調や体の変化について、
あてはまらないものを選びましょう。**

A がん発症のリスクが高まる　B 肌のくすみやたるみ、シワが増える
C 骨折のリスクが高まる　D 認知症になりやすい　E 長寿になる

問4　肥満と糖尿病の関係について、正しいものをすべて選びましょう。

A インスリンが増加しやすい人は、糖尿病になりにくいが、肥満になりやすい
B インスリンが増加しにくい人は、肥満になりにくいが、糖尿病になりやすい
C インスリンの働きは、西洋人は強く、東洋人は弱い傾向にある

問5　血糖値についての説明で間違っているものをすべて選びましょう。

A 空腹時血糖値は100mg/dL以下、食後2時間の血糖値は140mg/dL以下が正常である
B HbA1cは過去1～2週間の血糖状態の指標である
C 糖尿病の初期段階は空腹時血糖が正常であっても、食後高血糖がみられることが多い

問6　糖尿病になると合併症を引き起こします。三大合併症とは何ですか？

問7　コレステロールについて、正しいものをすべて選びましょう。

A LDLコレステロールは善玉コレステロールともいう
B HDLコレステロールは悪玉コレステロールともいう
C 最近では小粒子LDLコレステロールが動脈硬化の原因になるといわれている
D LDLコレステロールとHDLコレステロールのバランスと量が大事である

解答は147ページ

PART 3

糖質制限

必ずやせる！
糖質制限ダイエット

糖質制限 - 1

目標体重を設定しよう

＼KeyPoint／

- ☑「やせたい！」を具体的な目標体重（長期目標）に
- ☑「1か月で2kg減量」など短期目標も設定する
- ☑リバウンドしない秘訣は高い目標をもつこと

長期目標の目安　早見表

BMI値 22〜25を目指しましょう

BMI＝体重（kg）÷身長（m）÷身長（m）

身長	BMI 22	BMI 25
180cm	71.2kg	81.0kg
175cm	67.3kg	76.5kg
170cm	63.5kg	72.2kg
165cm	59.8kg	68.0kg
160cm	56.3kg	64.0kg
155cm	52.8kg	60.0kg
150cm	49.5kg	56.2kg

日本肥満学会ではBMI22を適正体重（標準体重）として定めています。無謀な目標を設定すると続きませんから、まずは普通体重として設定されているBMI25未満を目指しましょう。

目標のない者に成功なし！

ダイエットをはじめる際には目標設定することが極めて重要です。みなさんにお子さんがいたなら、将来何になりたいかを決めなさいと話しませんか。例えば「教師になりたい」（長期目標）といったなら、「今の成績では無理でしょう。定期テストでもっといい点数をとらないと！」（短期目標）とアドバイスすると思います。

体重も然りです。肥満の方が減量する上で、必ず目標設定が大切になります。ただ漠然とやせたいという気持ちだけでは、なかなか成功しません。最終目標を目指して、小さな目標からクリアすることを意識しましょう。

子どもの教育と一緒で、減量に成功するには「最終的には60kgを目指す」といった長期目標と、「1か月で2kg減量する」といった手が届きそうな短期目標の両方をもつことが重要です。また、常に高い目標をもち続けることが、糖質制限を継続させ、リバウンドせずに健康体重をキープする秘訣です。

正しくやれば必ず成果が出る！

糖質制限の体重変化

糖質制限を実践した患者さんの体重の変化です。

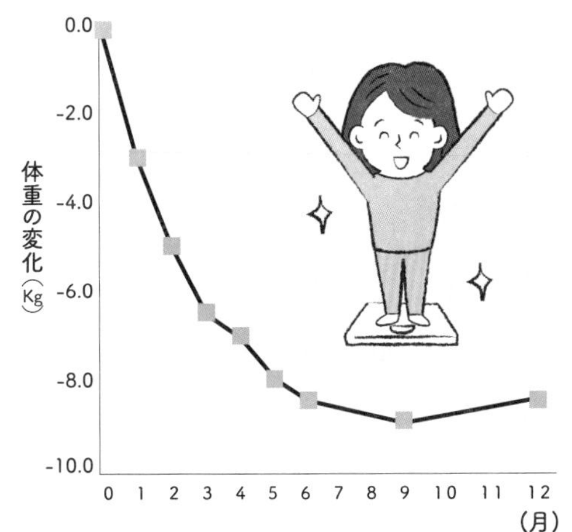

1か月後　約3kg減

2か月後　約5kg減

6か月後　約8.5kg減

1年後　約8.5kg減！

続けることで100％成果が出ています！もともと太っていなかった人は、20歳頃の体重を目標体重に！

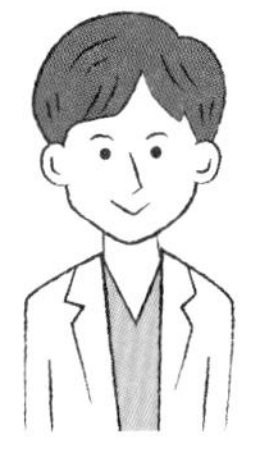

糖質制限 - 2

糖質制限の基本中の基本

＼KeyPoint／

- ☑手はじめは間食の糖質をやめ、夕食の主食を抜く
- ☑我慢できない間食はチーズやナッツに置き換える
- ☑おかずをしっかり食べる

糖質制限ダイエットの第一歩

これだけやめる!

間食での糖質

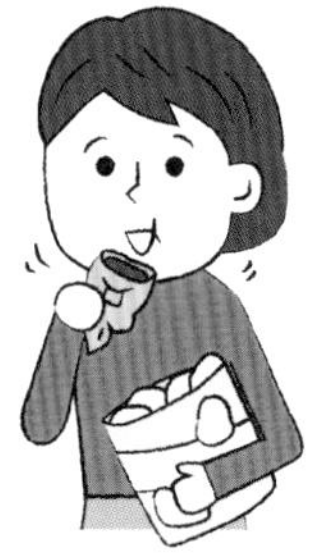

おやつの時間や小腹が空いたときに、つい糖質を含むお菓子や果物を食べがちですが、まずはその習慣をやめましょう。これだけで随分糖質をカットできます。

これだけやめる!

夕食の主食

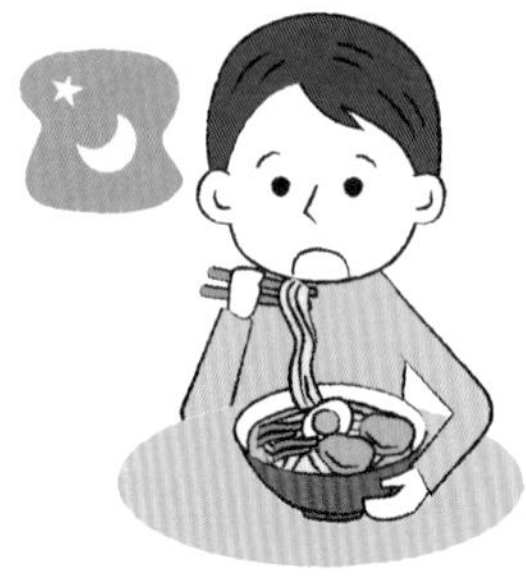

夜食は真っ先にやめましょう。また夕食時にごはんやパン、麺類など、糖質を多く含む主食を摂るのも控えましょう。

糖質制限のはじめ方

肥満や糖尿病に有効である糖質制限。まずは間食での糖質摂取をやめ、夕食の主食を抜くことからはじめることをおすすめします。間食をやめるのが簡単ではない場合は、チーズやナッツに置き換えてみましょう。

注意するポイントは、エネルギー不足にならないように、朝・昼・夕の食事は、おかずをしっかり食べること。たっぷりの野菜に、魚、肉、大豆製品、海藻などを組み合わせればカロリー計算は特に不要です。ただし、糖質の多いかぼちゃ、にんじん、れんこんなどの根菜類、いも類は少量にしましょう。果物や牛乳も糖質が多いので極力控えます。

糖質依存していた方は、いきなり厳格な糖質制限を行うと、脂肪をエネルギーに変えることがスムーズにいかず、エネルギー不足による体調不良をきたすことがあります。無理なく糖質制限をはじめることが長続きの秘訣です。間食と夕食の主食をやめるだけでも、ある程度効果を実感できると思います。

まず実践したい3つのポイント

①朝・昼・夕はおかずをしっかり食べる

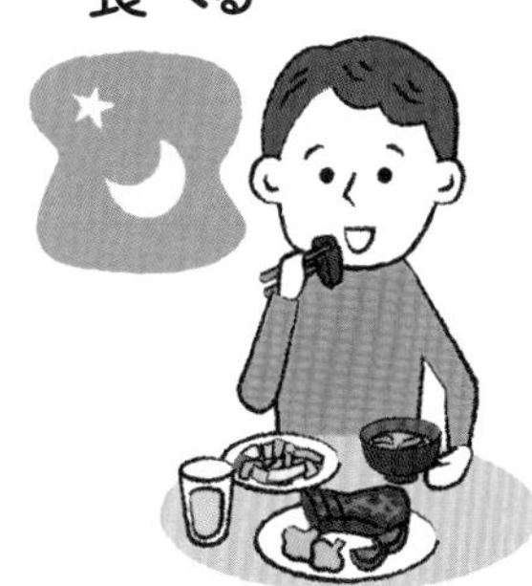

エネルギーとして変換されやすい糖質（炭水化物）を抜く代わりに、魚や肉、野菜をバランスよく食べられるおかずをたっぷりと。

②糖質の多い野菜を控える

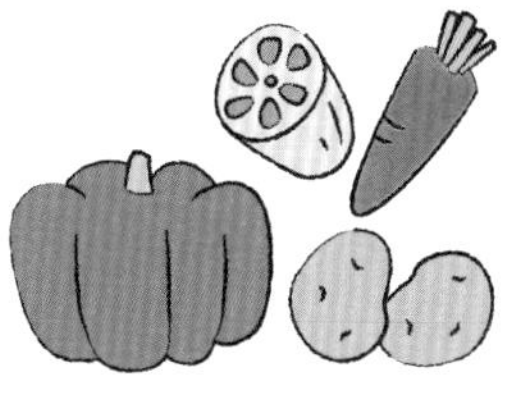

おかずに使う野菜は、糖質の多いかぼちゃやにんじん、れんこんなどの根菜類やじゃがいもなどのいも類は避けましょう。

③果物や牛乳も控える

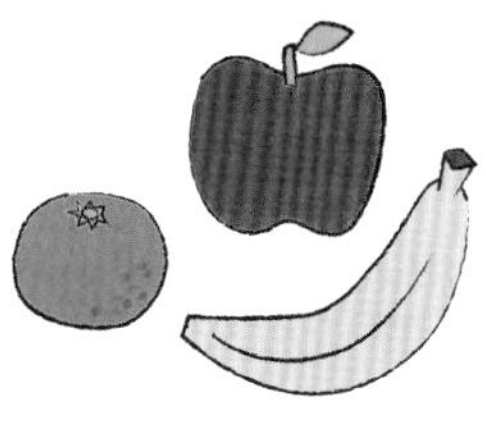

栄養があるからと食べがちな果物や牛乳にも、糖質が多く含まれています。無意識に摂るのをやめ、極力控えましょう。

糖質制限 - 3

糖質は1日120g以下に

＼KeyPoint／

- ☑1日の糖質量は120g以下に
- ☑夕食の糖質量は極力0gに近づける
- ☑主食を摂るなら1日1回、昼食に

糖質摂取量が少ないほどダイエット効果が高いです！

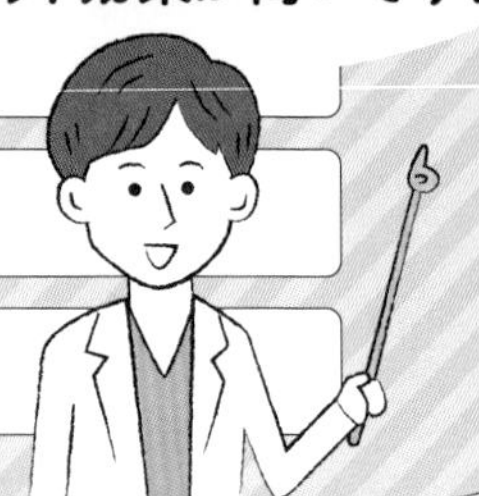

糖質制限ダイエットの食事見本

糖質制限ダイエットとは、糖質の割合を総摂取エネルギーの30％以下と低くし、たんぱく質、脂質を主体とした食事。

〔三大栄養素の摂取バランス〕

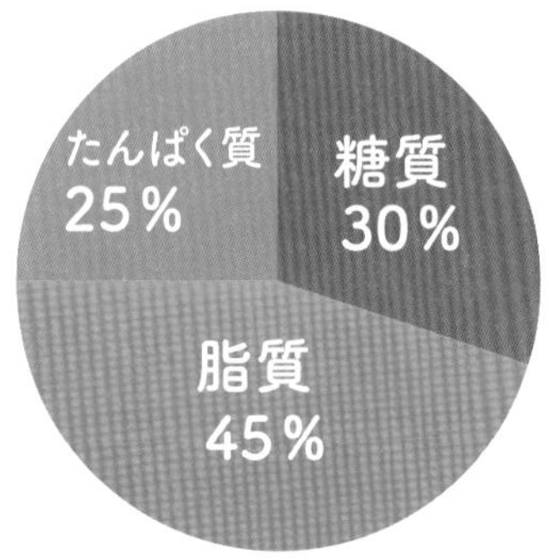

朝食

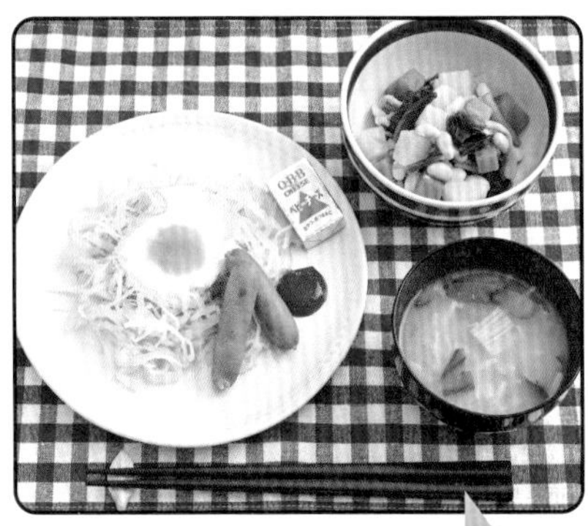

野菜やたんぱく質中心の献立に！

糖質量 10.3g／372kcal

糖質は朝・昼・夕どれくらい？

間食をやめ、夕食の主食を抜くことができるようになったら本格的に糖質制限をはじめます。

さて糖質を制限するといっても、糖質は1日何g以下にすればいいのか、今のところ、明確な定義はありません。そこで私は、2008年イスラエルでの臨床試験で有効性が示唆された「1日糖質摂取量120g以下」を推奨しています。当院のダイエット患者さんの平均糖質摂取量は410gですから、290g、実に7割も、減らすことになります！ですが下の写真を見てください。ボリューム的に少ない感じはしないはずです。

推奨する120gは、3食に等分するのではなく、夕食は極力0gに近づけると効果が高くなります。なぜなら、夕食後は活動することが少なく、消費しきれなかった糖質は睡眠中に内臓脂肪の蓄積につながるからです。できれば、主食は1日1回以下、摂るなら昼食に。無理がなければ3食とも主食は摂らないのがベストです。

昼食

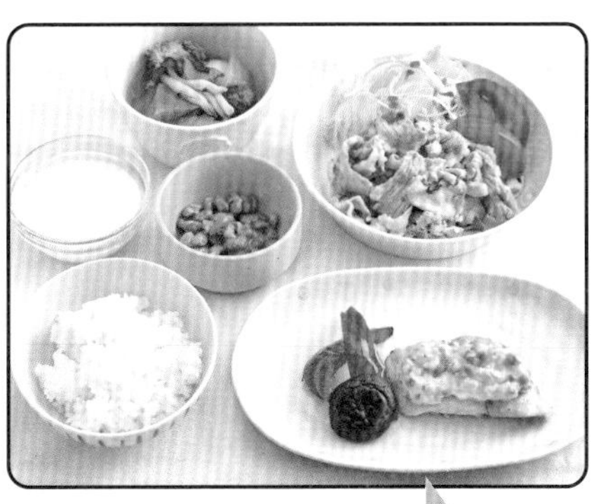

糖質（主食）を食べるなら
昼食で、ごはん100g以下！

糖質量 59.0g／837kcal

※パンは80g以下

夕食

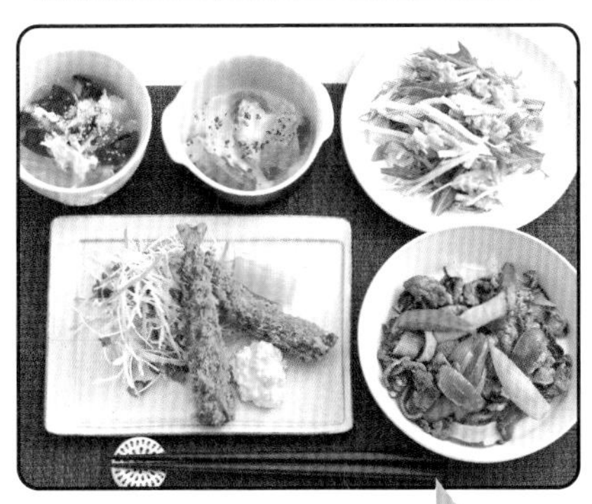

夕食の糖質量は
極力0gに近づける！

糖質量 26.2g／559kcal

糖質制限－4

糖質が多い＝太る食品

＼KeyPoint／

☑主食（ごはん、パン、麺類など）には糖質が多い！

☑菓子類ももちろん糖質が多い！

☑果物や牛乳も意外と糖質が多い！

何に糖質が
多く含まれるか
覚えましょう！

糖質の多い食品を要チェック！

☆1食分の糖質量が多いランキング

主食

ごはんやパンだけでなく、そば、うどん、パスタなど麺類も要注意。

1位

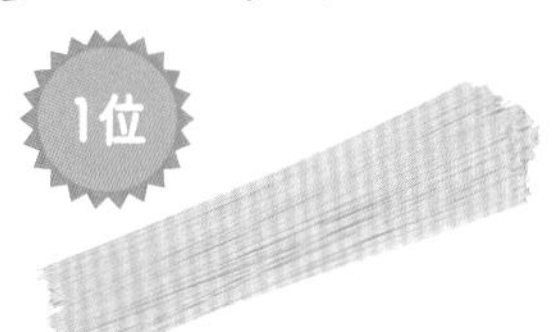

そうめん（乾麺）100g
糖質量 70.2g／333kcal

2位

うどん（乾麺）100g
糖質量 69.5g／333kcal

3位

スパゲッティ（乾麺）100g
糖質量 67.7g／347kcal

4位

そば（乾麺）100g
糖質量 63.0g／344kcal

5位

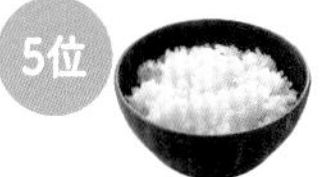

白米ごはん150g
糖質量 53.4g／234kcal

6位

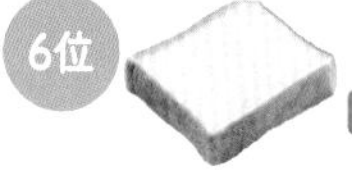

食パン（6枚切り）1枚
糖質量 25.3g／149kcal

糖質を多く含む食品を認識する

糖質が多い食品は、血糖値が上昇しやすい食品です。血糖値が上昇すると、肥満ホルモンであるインスリンが分泌され、活動量の少ない人は摂取した糖質を消費しきれず、太ります。

糖質の多い食品は、主食、いも類、大豆を除く豆類、根菜類、菓子類があります。果物や乳製品、お好み焼き、ピザなど小麦粉を使った食品、コーンフレークなどの食品、砂糖、みりん、カレールウなどの調味料にも糖質が多く含まれるので注意が必要です。アルコールも日本酒、ビールなどの醸造酒には糖質が多く含まれます。いかに私たち日本人が摂取する食品に糖質が多いかがわかるかと思います。

逆に糖質が少ない食品は血糖値が上がりにくいため、インスリンが分泌されにくく、代わりに脂質をエネルギーとして、体脂肪が消費され、減量に結びつきます。糖質が少ない食品は、魚介類、肉類、葉物などの野菜、卵、大豆製品が挙げられます。しっかり把握して、糖質が多い食品は避けましょう。

☆100g分の糖質量が多いランキング

いも類

いも類は糖質が大変多いので、おかずなどには使用しないほうが得策。

1位

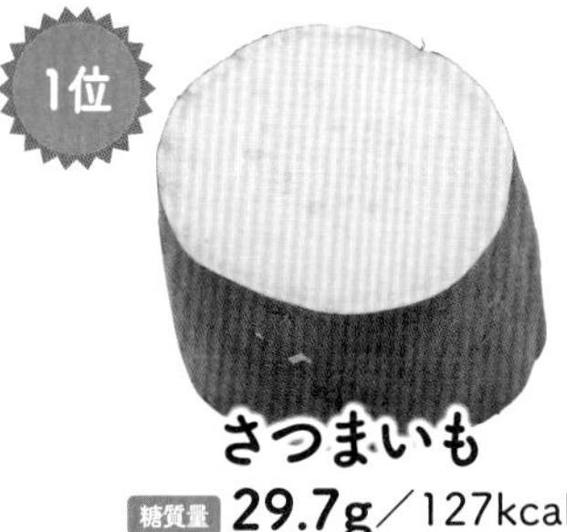

さつまいも
糖質量 29.7g／127kcal

2位

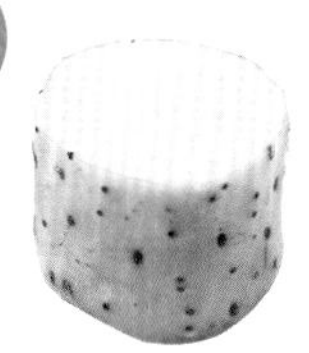

長いも
糖質量 12.9g／64kcal

3位

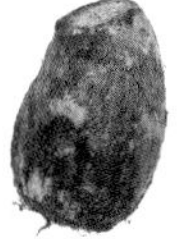

里いも
糖質量 10.8g／53kcal

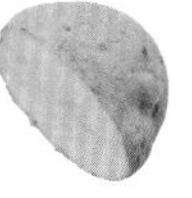

じゃがいも
糖質量 8.4g／59kcal

いも類が原料の加工品にも注意！

くずきり
糖質量 86.8g

春雨
糖質量 85.4g

乾燥100gあたり

☆100g分の糖質量が多いランキング

根菜類など

かぼちゃやにんじんなどの甘みのある野菜は糖質が多い、と覚えて。

1位 **かぼちゃ** 糖質量 17.1g／78kcal

2位 **れんこん** 糖質量 13.5g／66kcal

3位 **ごぼう** 糖質量 9.7g／58kcal

4位 **たまねぎ** 糖質量 6.9g／33kcal

5位 **にんじん** 糖質量 6.3g／30kcal

6位 **かぶ** 糖質量 3.4g／19kcal

7位 **大根** 糖質量 2.8g／15kcal

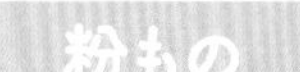

粉もの

小麦粉を原料とする料理は糖質が非常に多いので避けて。

☆1食分の糖質量が多いランキング

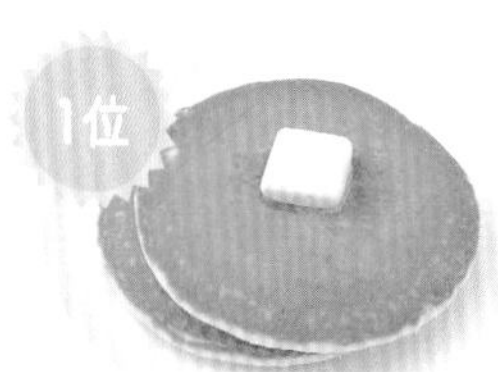

1位 **パンケーキ** 糖質量 44.2g／309kcal

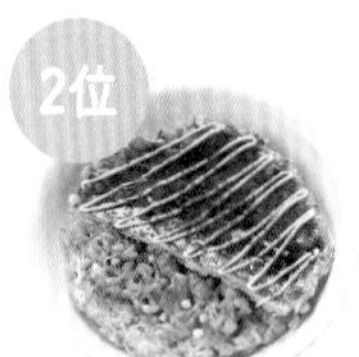

2位 **お好み焼き** 糖質量 41.5g／559kcal

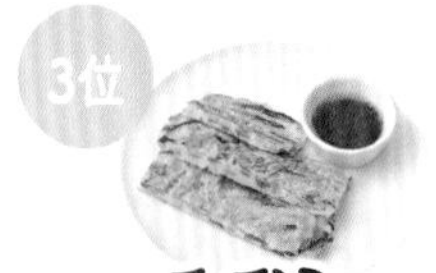

3位 **チヂミ** 糖質量 38.0g／297kcal

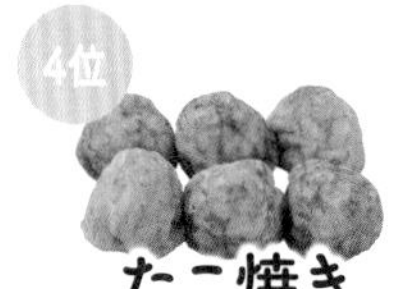

4位 **たこ焼き** 糖質量 22.6g／185kcal

豆類

豆類も糖質を多く含む。さらに甘い煮物等には注意！

☆100g分の糖質量が多いランキング

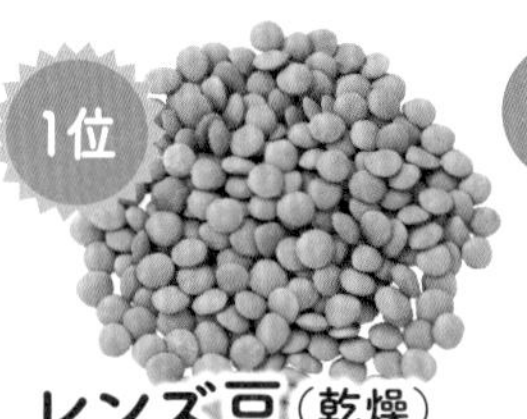

1位 **レンズ豆**（乾燥） 糖質量 43.7g／313kcal

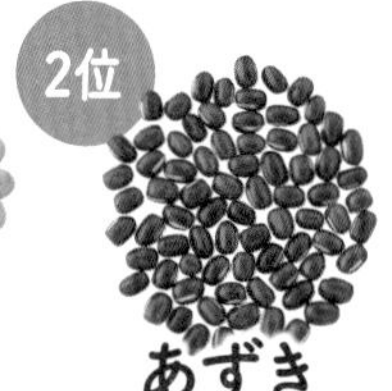

2位 **あずき** 糖質量 34.8g／304kcal

3位 **ひよこ豆**（ゆで） 糖質量 15.8g／149kcal

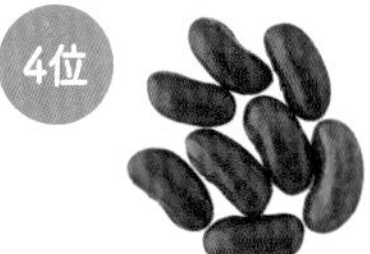

4位 **赤いんげん豆**（ゆで） 糖質量 10.9g／127kcal

乳製品

乳糖という糖質が多く含まれる。摂りすぎに注意。

☆1食分の糖質量が多いランキング

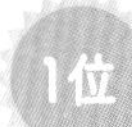

1位 **低脂肪乳**（200mℓ）
糖質量 11.6g／88kcal

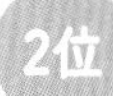

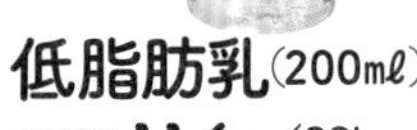

2位 **牛乳**（200mℓ）
糖質量 10.1g／128kcal

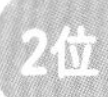

2位 **無脂肪乳**（200mℓ）
糖質量 10.1g／65kcal

4位 **無糖ヨーグルト**（100g）
糖質量 4.9g／56kcal

果物

栄養価が高いからと食べがちな果物は、糖質が非常に多い。極力避けて。

☆1食分の糖質量が多いランキング

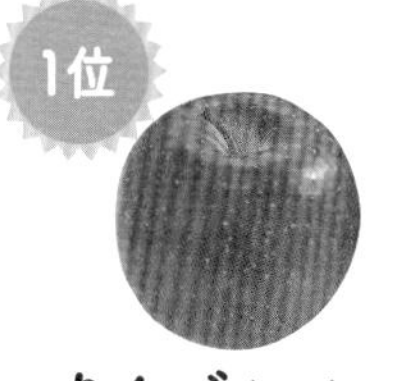

1位 **りんご**（1個）
糖質量 36g／53kcal

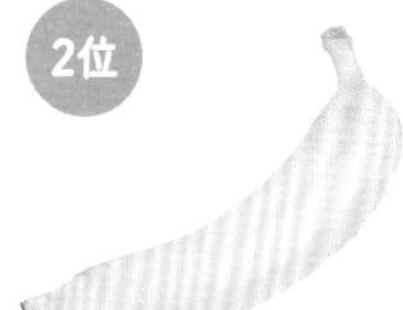

2位 **バナナ**（1本）
糖質量 15.4g／93kcal

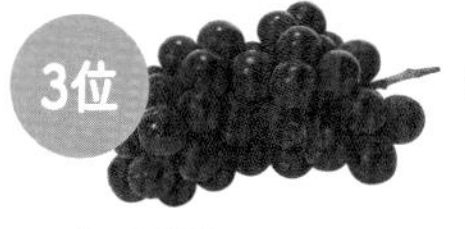

3位 **ぶどう**（100g）
糖質量 15.2g／58kcal

4位 **パイナップル**（100g）
糖質量 12.5g／54kcal

☆1食分の糖質量が多いランキング

お菓子

砂糖を大量に使った甘いお菓子はもとより、米やいも類を原料にしたお菓子も糖質が多く危険。

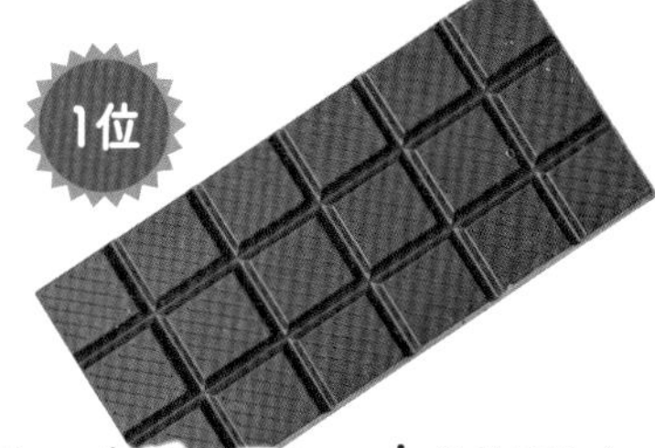

1位 **ミルクチョコレート**（1枚100g）
糖質量 51.9g／551kcal

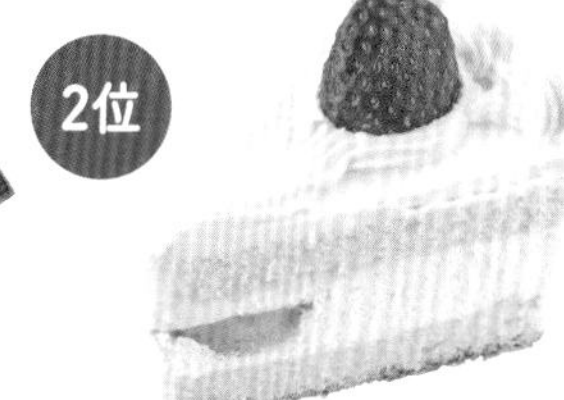

2位 **ショートケーキ**（1カット140g）
糖質量 51.5g／383kcal

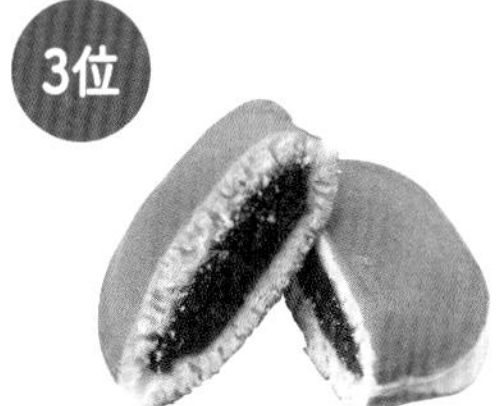

3位 **どら焼き**（1個70g）
糖質量 39.2g／204kcal

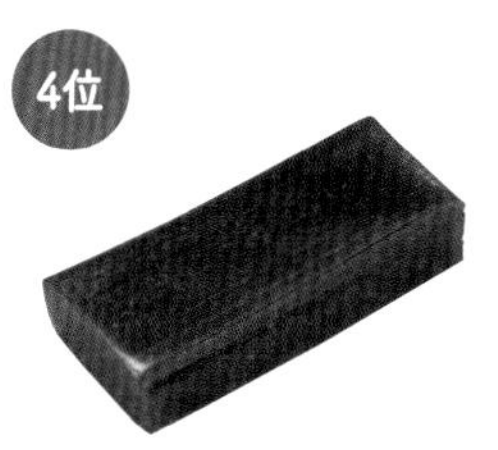

4位 **練りようかん**（1切れ50g）
糖質量 33.4g／145kcal

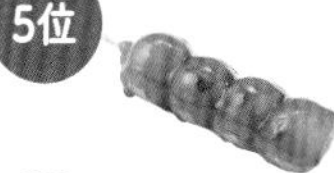

5位 **みたらし団子**（1本60g）
糖質量 26.7g／116kcal

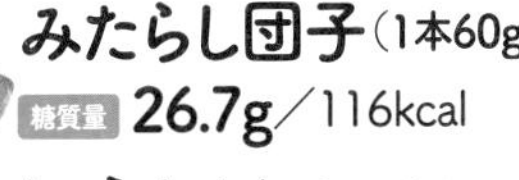

6位 **しょうゆせんべい**（1枚20g）
糖質量 16.7g／74kcal

7位 **ポテトチップス**（20g）
糖質量 10.1g／108kcall

糖質制限 - 5

たんぱく質は意識して多めに摂る!

＼ KeyPoint ／

☑たんぱく質でエネルギー不足を回避

☑肉食ダイエットは危険！

☑魚、肉、卵、大豆製品をバランスよく

意外に多い、たんぱく質摂取推奨量

身体活動レベルに合わせて、1日あたり

男性70～150g　**女性50～120g**

日本人の食事摂取基準2020年版をもとに算出

たとえば60gのたんぱく質はこのくらい

牛ヒレ肉（100g）

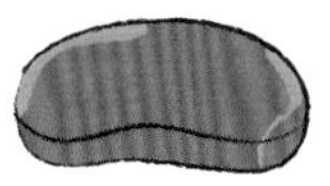

たんぱく質 20.8g

＋

鮭の切り身（100g）

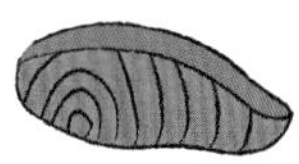

たんぱく質 22.3g

＋

卵1個（60g）

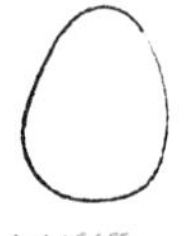

たんぱく質 6.5g

＋

納豆（50g）

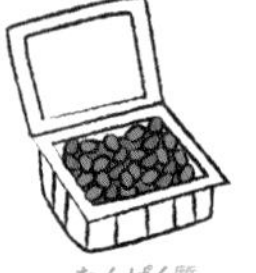

たんぱく質 8.3g

＋

絹ごし豆腐（100g）

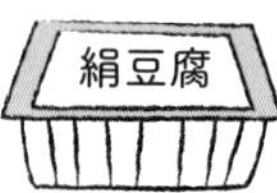

たんぱく質 5.3g

＝合計 63.2g

たんぱく質は量とバランスが大事

たんぱく質は魚介類、肉類、卵、大豆製品に多く含まれ、筋肉や臓器、皮膚など私たちの体をつくる原料となる栄養素。エネルギー不足を防ぎ、筋肉量を増やして太りにくい体にするためにも、しっかり摂ることが重要です。また、たんぱく質は、分解されるときに熱となって消費される、食事誘発性の熱産生が非常に高く、肥満になりにくい栄養素です。

最近、肉食ダイエットという言葉が糖質制限の同義語のように扱われ、糖質を控えれば肉を制限なく食べていいという風潮がありますが、あまり感心しません。アメリカの調査で（10年以上糖質制限を行った人対象）、糖質摂取が少ない代わりに動物性食品の摂取が多い群では死亡率が上昇した結果が報告されました。一方、植物性食品の摂取が多い群では死亡率は減少しています。肉ばかり食べて悪玉コレステロールが増えすぎると、心筋梗塞などのリスクが高まります。魚介類や大豆製品を積極的に摂ることが、たんぱく質のいいバランスを保つ秘訣です。

動物性と植物性をバランスよく

動物性たんぱく質

- 肉、魚介、卵などに含まれる。
- 必須アミノ酸を含み、筋肉の修復や体の回復に役立つ。
- 脂肪分が多いものはカロリーオーバーになりやすいので注意。

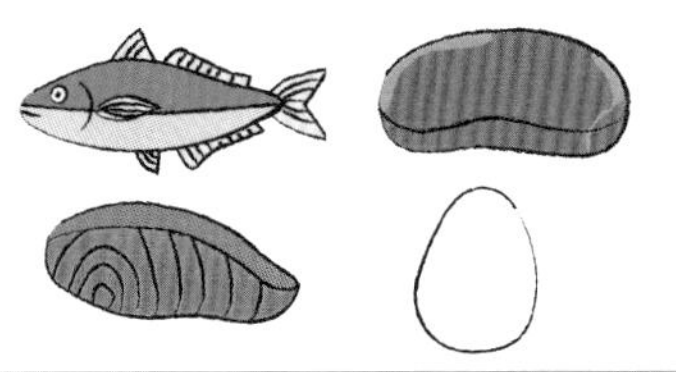

植物性たんぱく質

- 大豆や大豆製品など、植物性食品に含まれる。
- 必須アミノ酸は含まない。
- 低脂肪、低カロリーで質のよいたんぱく質。

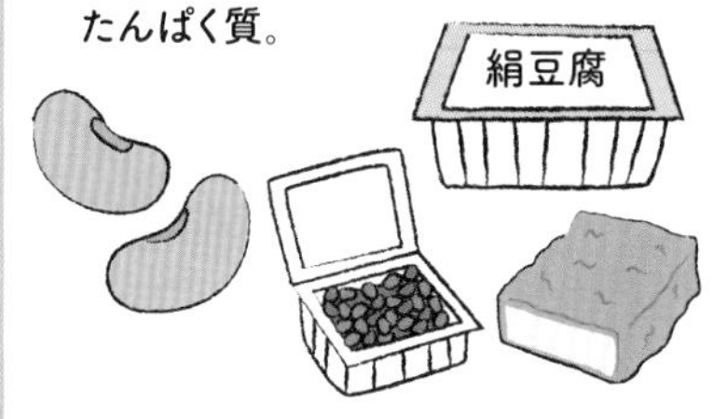

バランスよく摂るのが大事！

糖質制限-6

脂質は質のよいものを適量摂る

＼KeyPoint／

☑魚や植物油の脂肪は体によい

☑菓子パンやスナック菓子の脂は要注意

☑体によいからと摂る量を増やす必要はない

よい油を知って適量を心がける

脂質の構成成分である脂肪酸は、飽和脂肪酸と不飽和脂肪酸に大別されます。飽和脂肪酸は肉の脂身、乳製品などの動物性脂肪に多く含まれ、摂りすぎは悪玉コレステロールを上昇させるので注意が必要です。

不飽和脂肪酸は魚や植物油に多く含まれます。中でもオメガ3とオメガ6は体内で合成できない必須脂肪酸で重要な栄養素です。ただし、現代人はサラダ油の使用が多く、オメガ6を摂りがちです。オメガ6は摂りすぎるとアレルギー性疾患、心筋梗塞や脳梗塞の原因にもなるので注意しましょう。αリノレン酸やDHAやEPAなど、オメガ3の脂質を意識して摂るようにしましょう。

また、摂りすぎに注意したいのが菓子パンやスナック菓子等に含まれるトランス脂肪酸。トランス脂肪酸は人工的に作られたもので、体内で分解して利用することができません。血管を傷つけ、心臓病のリスクが高まるといわれていますので極力控えましょう。

脂質の種類と気をつけたい脂質

脂質

体によい

飽和脂肪酸 △

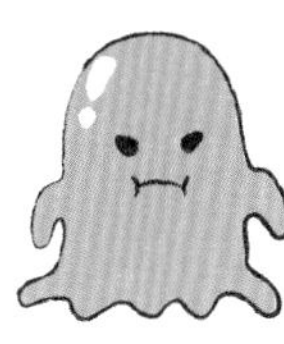

- 主に動物性の脂質に多く含まれる。
- 常温で固まるため体内でドロドロになり、摂りすぎるとコレステロールが増加する。

不飽和脂肪酸

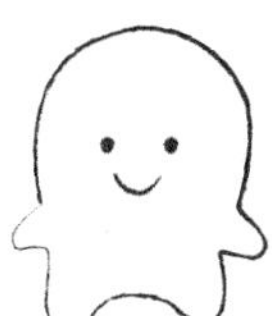

- 主に魚介類や植物由来の油に多く含まれる。
- 体内でもサラサラしているため、体によい油とされるが種類に注意。

一価(いっか)不飽和脂肪酸

- オリーブオイルに含まれるオレイン酸は血液中の悪玉コレステロールを下げる働きがあり、動脈硬化の予防になる。

オメガ9

オレイン酸

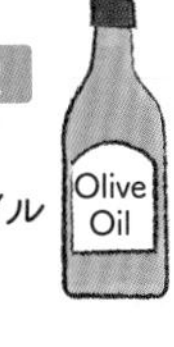

オリーブオイル

トランス脂肪酸 ✕

体に悪い

- 血中の悪玉コレステロールを増やし、善玉コレステロールを減らす働きがある。
- 大量に摂取すると動脈硬化などの原因になる。

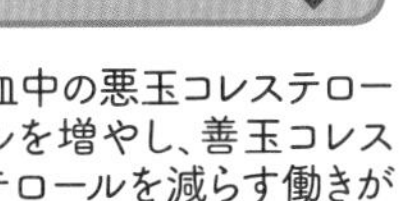

菓子パン　スナック菓子

多価(たか)不飽和脂肪酸

- 主にオメガ6、オメガ3に分類される。
- アレルギーやがんなどを予防するといわれるαリノレン酸、中性脂肪や悪玉コレステロールを低下させるDHA、EPAなどがある。

オメガ6

アラキン酸
リノール酸 など

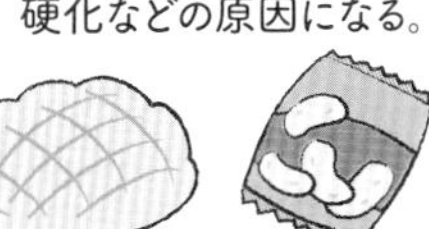

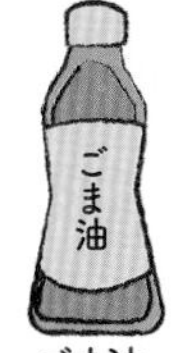

ごま油　大豆油

オメガ3

αリノレン酸

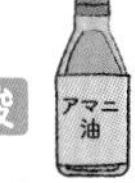

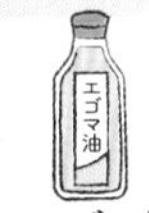

アマニ油　エゴマ油

DHA

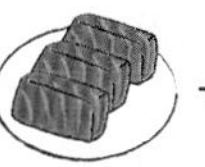

マグロ

EPA

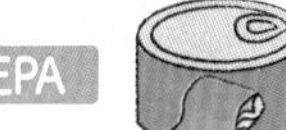

サバ

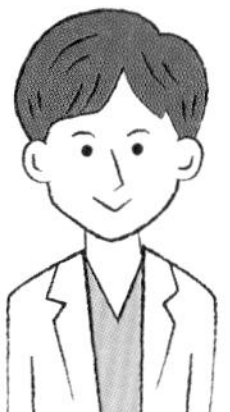

糖質制限でやせなくなったら脂質の摂りすぎを見直して!

糖質制限 - 7

野菜、海藻、きのこ 食物繊維で血糖値を下げる

＼KeyPoint／

☑水溶性食物繊維は食後の血糖値の急上昇を抑える

☑不溶性食物繊維は便通改善に有効

☑先ベジで食後の急激な血糖値上昇を抑える

血糖値と食物繊維の関係

食物繊維は人の消化酵素では消化されない食物成分の総称です。水に溶ける水溶性と、溶けない不溶性に分類されます。

水溶性食物繊維は水分保持力が強く、糖分の吸収速度をゆるやかにし、食後の血糖値の急上昇を抑えます。不溶性食物繊維は腸内でふくらみ、腸の働きを活発にして排便を促すので、便が腸内に長くとどまるのを防ぎ有害物質の吸収を抑えます。

また、どちらも大腸内の細菌により発酵・分解され、ビフィズス菌などの善玉腸内細菌のエサになり、善玉菌が増えて、腸内環境が改善されます。

みなさんは先ベジ（ベジ・ファースト）をご存知ですか？　野菜を先に食べることで、血糖値の急激な上昇を抑えることを指し、野菜の食物繊維が腸管をコーティングし、あとにやってくる糖質の吸収を遅らせるという効果があります。ただし、吸収される糖の量が減るわけではないため、食べすぎには注意しましょう。

水溶性食物繊維と不溶性食物繊維

糖の吸収をおさえる

水溶性食物繊維

- 水に溶ける。
- 糖の吸収速度をゆるやかにし、食後の血糖値の急上昇を抑える働きがある。

便通をよくする

不溶性食物繊維

- 水に溶けない。
- 水分や老廃物を吸着して便として体外に排出したり、腸壁を刺激して排便を促したりする働きがある。

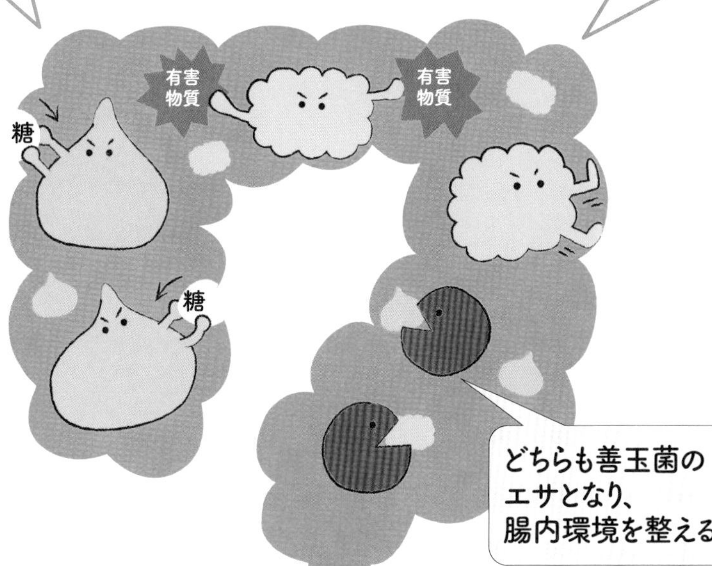

どちらも善玉菌のエサとなり、腸内環境を整える

食物繊維の多い食品

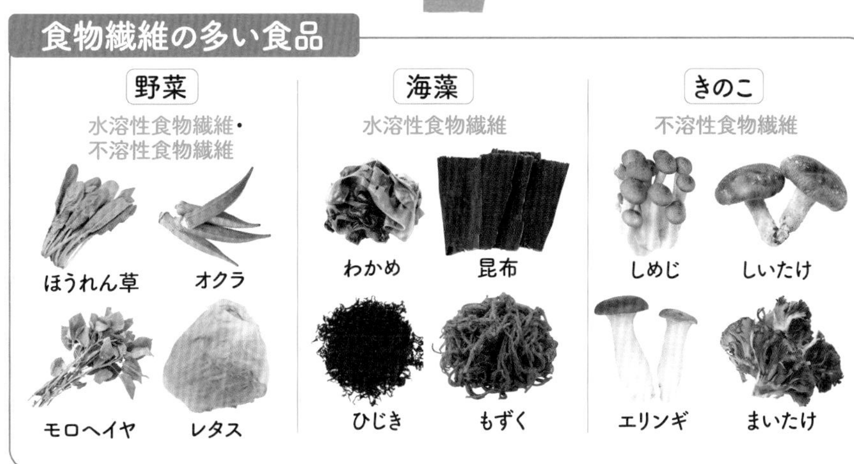

糖質制限 - 8

3ステップ断菓子法

＼KeyPoint／

☑最終的には間食はやめる

☑間食するなら、チーズやナッツ、糖質制限食品を少量

☑「ナッツ・チーズ中毒」にご用心！

お菓子をやめる手順

ステップ1

お菓子は子どもが食べるもの、と認識する

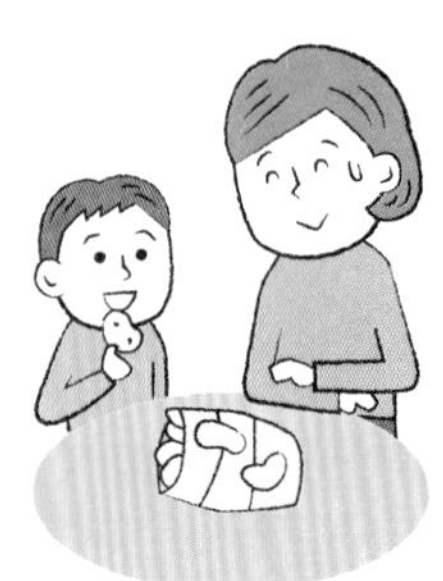

お菓子は糖質制限中は最も控えたいものです。大人には必要ない、と自分に言い聞かせ、できるだけ遠ざけましょう。

ステップ2

お腹が空いたらチーズ、ナッツを食べる

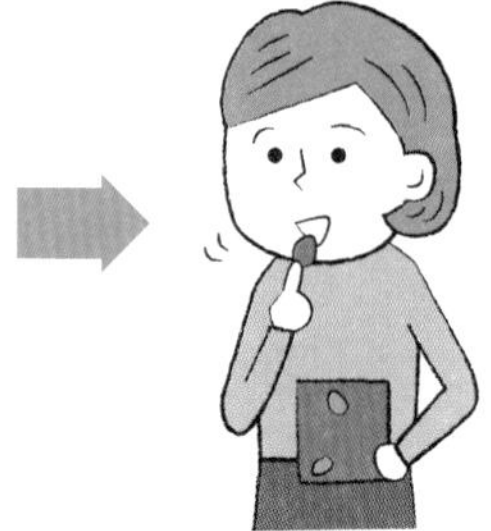

どうしても空腹が我慢できないときは、糖質が少ないチーズやナッツを少しだけ食べます。大量に食べるのはNGです。

ステップ3

最終的に間食をやめる

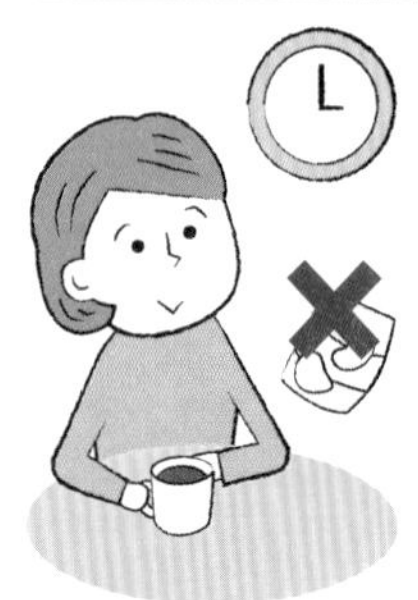

段階を踏んで、間食をやめましょう。必要な栄養は食事で摂るようにし、間食は極力摂らないのがベストです。

段階を踏んで間食はやめる

ごはんの量を減らしても、お菓子はこれまでどおりという方がいます。その理由として、「肥満や糖尿病の原因が主食である」というにわか糖質知識が先行して、基本中の基本である「お菓子を控える」ことが抜けてしまっているためだと考えます。

「主食よりも、まずお菓子をやめる」ことが、糖質制限の第一歩です。「お菓子は活動量の多い子どもが食べるもの」と認識してください。38ページでも書きましたが、果物もお菓子と同じ嗜好品です。とはいえ、間食が習慣化していた人にとって、急にやめることは難しいでしょう。どうしても空腹が我慢できないときは、血糖値の上昇しにくいチーズ、ナッツ、糖質制限食品などへの置き換えをおすすめします。

ただし、ナッツやチーズを食べすぎてしまう「ナッツ・チーズ中毒」にかかる人も。どちらも脂質が多く、高カロリーで塩分も高いため、体重減少がうまくいかない原因になります。最終的に間食はやめるのが、糖質制限を実践する上で重要なことです。

どうしても食べたいときのおやつ

ナッツ類

良質の油を含んでいますが、脂質が多いので食べすぎに注意！　塩無添加のものを選んで。

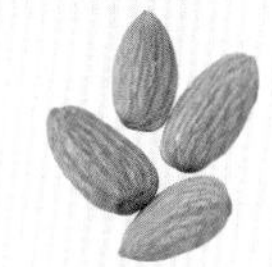

アーモンド 5g
糖質量 0.4g／30kcal

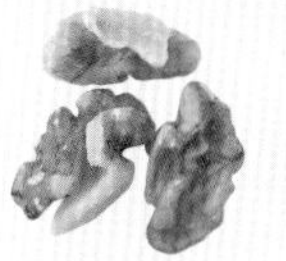

くるみ 5g
糖質量 0.2g／36kcal

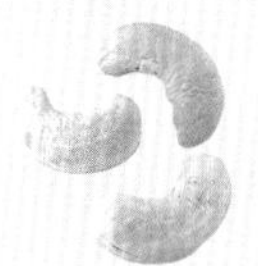

カシューナッツ 5g
糖質量 1.0g／30kcal

チーズ

発酵食品で体によいので、少量であれば◎。カッテージチーズはより低カロリー。

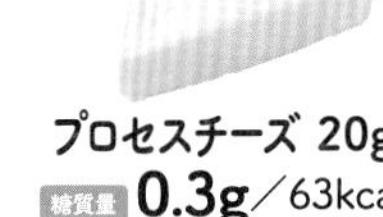

プロセスチーズ 20g
糖質量 0.3g／63kcal

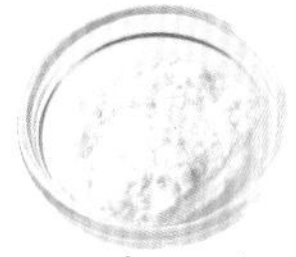

カッテージチーズ 30g
糖質量 0.6g／30kcal

そのほか

低カロリーで、さきいかや茎わかめなどはかみ応えもあるのが◎。

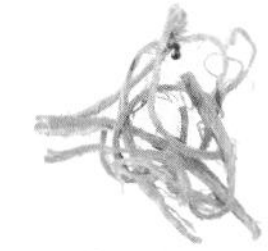

さきいか 5g
糖質量 0.9g／13kcal

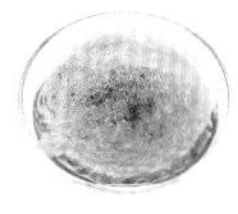

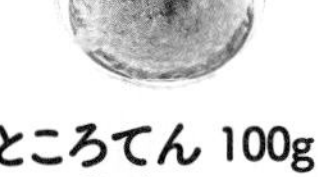

ところてん 100g
糖質量 0.6g／6kcal

茎わかめ（味付き） 4g
糖質量 0g／1kcal

糖質制限 - 9

飲酒は脂肪燃焼をストップさせる

＼KeyPoint／

- ☑醸造酒はアルコール+糖質なので肥満の元凶！
- ☑蒸留酒や糖質0のお酒でも飲みすぎは禁物！
- ☑休肝日をもうける。飲むなら2日に1回

飲酒はやっぱり太る!?

飲酒をすると、ほかの栄養素よりも先にアルコールが分解され、エネルギー源として使われます。余ったほかの栄養素のエネルギーは体脂肪として蓄積されるのに加え、アルコールは中性脂肪の合成を高め、体脂肪を蓄えやすい状態となり、結果太ることになります。

〔エネルギーの利用順〕

アルコール（1g=7kcal）➡ 糖質（1g=4kcal）➡ 脂質（1g=9kcal）➡ たんぱく質（1g=4kcal）

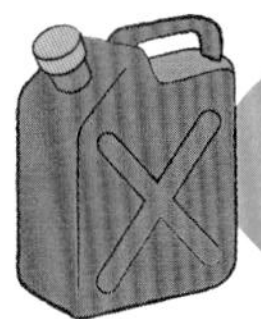

ガソリンのようなもの
元気は出るが、
体の構成成分ではない
余ると体脂肪になる

新陳代謝に不可欠
（筋肉、細胞膜など）
真の意味での栄養

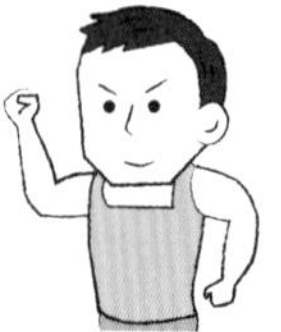

糖質やアルコールの摂取を減らすと
脂質（体脂肪）がエネルギーとして使われていく。

よって体脂肪が減る

お酒の選び方と量について

お酒は、「醸造酒」「蒸留酒」に大別されます。醸造酒は、白米や大麦、ブドウなどが原料の糖質を多く含むお酒です。蒸留酒は、醸造酒を蒸留したお酒で、アルコールと香味成分のみを抽出するため、糖分がほとんど含まれません。したがって糖質制限中には、蒸留酒にした方がいいといえます。

しかし、蒸留酒や糖質0のお酒ならいくら飲んでもいいわけではありません。飲みすぎでダイエットがうまくいかない方がいます。理由は、糖質が含まれなければ血糖値は上昇しませんが、アルコールが糖質を含めたほかの栄養素よりも優先的に利用されるため、結果体脂肪の燃焼がストップするからです。

また、アルコールは高カロリー（1g＝7kcal）であり、大量に飲み続けると、肝臓での中性脂肪の合成が高まり、その結果体脂肪を蓄えやすい状態になります。常習飲酒は肝臓にも負担がかかるので、飲酒は2日に1回以下、1回あたりは日本酒換算1合以下にするようにしてください。

アルコールの糖質量

1回あたりの飲酒の目安量は日本酒1合（180ml）です。
下記の量を目安として覚えておくとよいでしょう。

飲むなら蒸留酒 ○

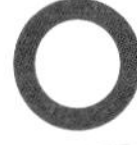

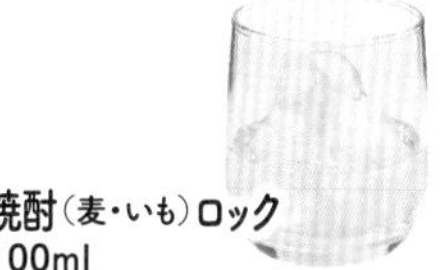

焼酎（麦・いも）ロック
100ml
糖質量 0g／140kcal

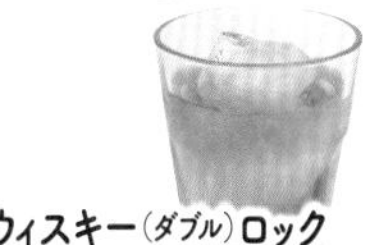

ウィスキー（ダブル）ロック
60ml
糖質量 0g／131kcal

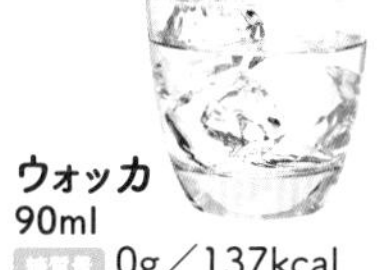

ウォッカ
90ml
糖質量 0g／137kcal

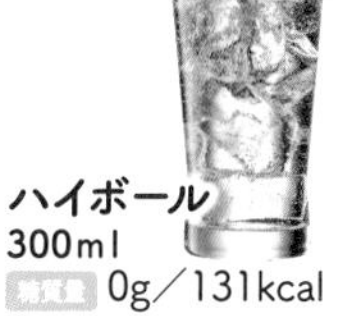

ハイボール
300ml
糖質量 0g／131kcal

醸造酒は飲まない ×

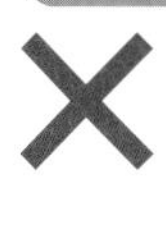

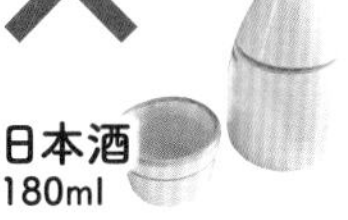

日本酒
180ml
糖質量 6.4g/183kcal

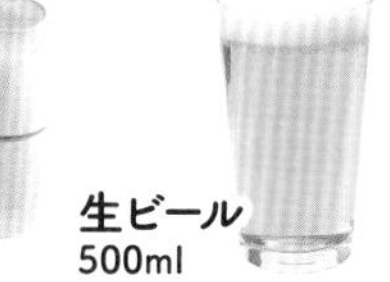

生ビール
500ml
糖質量 15.6g/197kcal

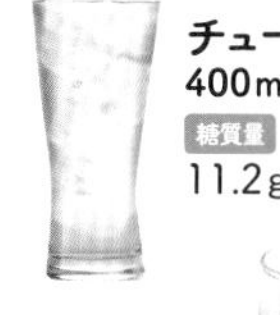

紹興酒
150ml
糖質量 7.7g/189kcal

チューハイ
400ml
糖質量 11.2g/204kcal

△

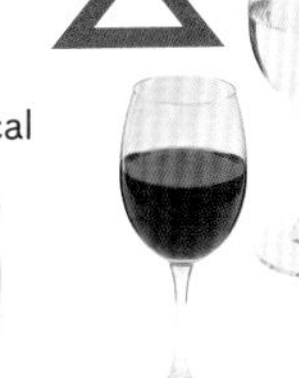

白ワイン
200ml
糖質量 4.0g/150kcal

赤ワイン
200ml
糖質量 3.0g/136kcal

糖質制限 -10

調味料に注意！実は意外と糖質が高い

＼ KeyPoint ／

☑高糖質のソース、ケチャップ、みりんは要注意！

☑天然の塩、しょうゆ、酢、ポン酢は低糖質

☑低糖質だけど、高カロリーのバターやマヨネーズ！

調味料の"糖質量が多い"ランキング

調味料には思った以上の糖質が含まれています。それぞれどのくらいが含まれているかを確認し、極力減らしましょう。

1位
砂糖
砂糖
（上白糖）
糖質量 8.9g
／35kcal
2位
みりん
みりん
糖質量 7.8g
／43kcal
3位
甜麺醤
テンメンジャン
糖質量 7.3g
／52kcal
4位
お好み ソース
お好み焼きソース
糖質量 6.9g
／31kcal

5位
中濃 ソース
中濃ソース
糖質量 6.3g
／28kcal
6位
みそ
みそ
（白みそ）
糖質量 6.7g
／37kcal
7位
焼肉の たれ
焼肉のたれ
糖質量 5.7g
／30kcal
8位
カレールウ
カレールウ
糖質量 4.6g
／57kcal

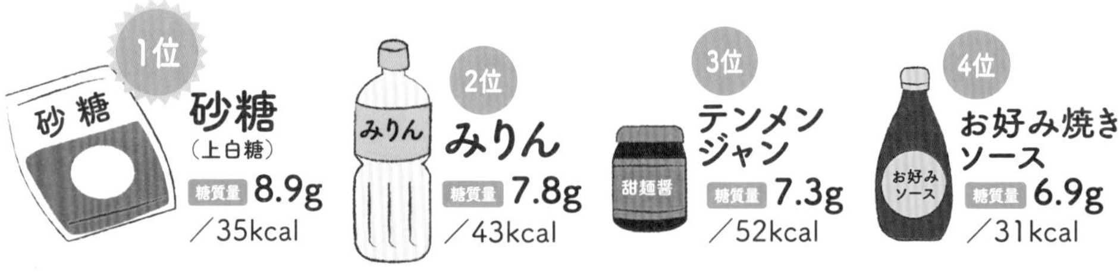

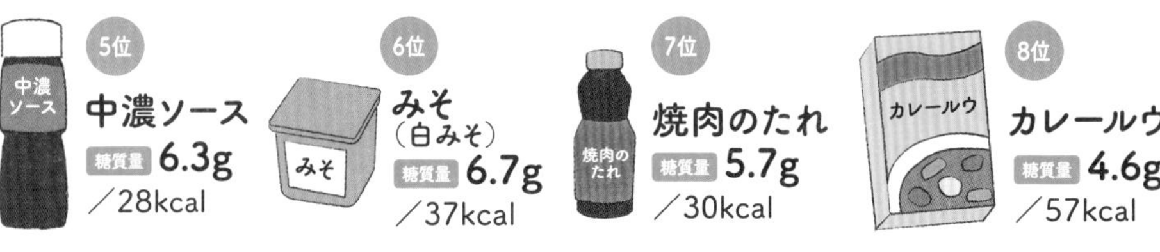

※大さじ1あたりの栄養価です。

調味料の選び方、使い方

普段何気なく使っている調味料ですが、糖質が多く含まれるものには注意が必要です。せっかく食材を低糖質なものにしても、高糖質の調味料を使えば、結果的に糖質を摂りすぎてしまいます。

高糖質の調味料は、砂糖、みりん、ソース類、みそ、カレールウ、テンメンジャンなどです。避けたい調味料ですが、使う場合はかけるのではなく、小皿にとって少量をつけていただきましょう。

糖質が少ない調味料は、天然の塩、しょうゆ、酢、ポン酢、バター、マヨネーズがあります。バターやマヨネーズは糖質が少ないのでよいと思われがちですが、脂質が多く、高カロリー。摂りすぎは脂質異常症の原因になることがありますので適量を心がけて。

また、マヨネーズはオメガ6（↓P90）を多く含むサラダ油を多く含んでおり、アレルギー疾患などの原因になり得ますので、摂りすぎないようにしましょう。同様に塩の使いすぎは塩分の摂りすぎとなりますので注意が必要です。

糖質が少ない調味料

調味料	糖質量	エネルギー量
塩	0g	0kcal
バター	0g	84kcal
マヨネーズ	0.4g	80kcal
ゆずこしょう	0.5g	6kcal
豆板醤	0.8g	10kcal
薄口しょうゆ	1.0g	11kcal
酢	1.1g	15kcal
濃口しょうゆ	1.4g	14kcal
カレー粉	1.6g	20kcal
ポン酢	1.9g	11kcal
マスタード	2.0g	26kcal
こしょう	4.2g	23kcal

※大さじ1あたりの栄養価です。

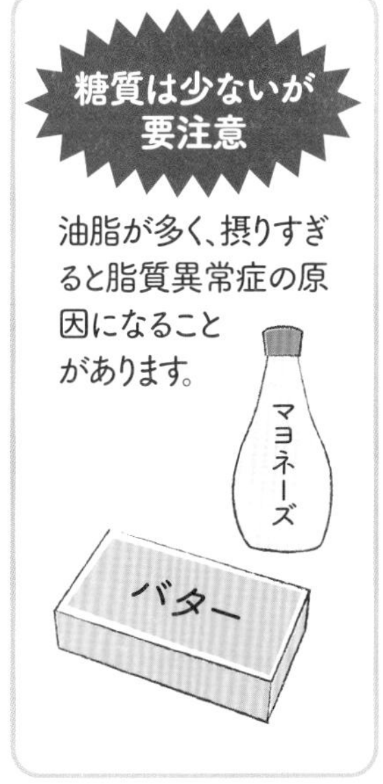

糖質制限 -11

水分は常温の水がおすすめ

＼ KeyPoint ／

☑清涼飲料水、野菜・果物のジュースはNG!

☑牛乳も乳糖が多く、注意が必要

☑水分は常温の水が胃腸への負担が少なくおすすめ

糖質制限で水分が必要なワケ

糖質は体の中で水分と結びついて存在しています。糖質1gあたり、約3g分の水分と結合しているため、糖分が少なくなっている糖質制限中は、体内の水分も少なくなっている状態です。

水分が↓減ると

脱水症状になる

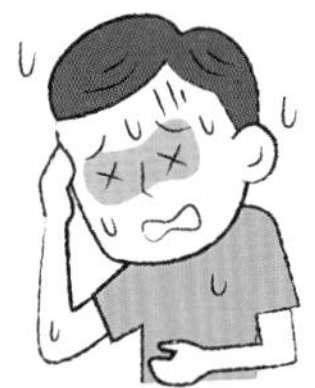

水分が減ると汗を異常にかいたりフラフラしたりする脱水の症状が出る可能性がある。

脂肪が分解されにくくなる

脂肪を分解するには水分が必要なため、水分が減ると脂肪の分解がしにくくなる。

便秘になる

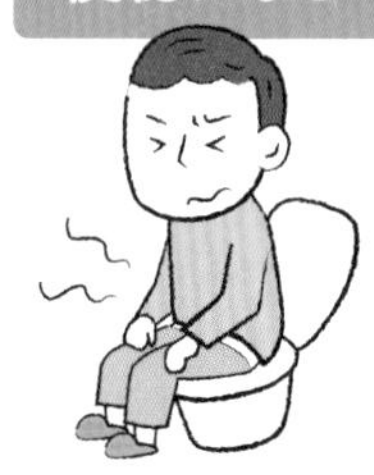

水分が減ると便を排出しにくくなり、便秘を引き起こす。

脱水に気をつけて適量の水分を摂る

糖質制限中の水分補給は「常温の水を適量」をすすめています。

糖質は水分と結合して体内に存在しています。糖質制限をして体内の糖質が減ると、一緒に水分も減っていることになるのです。そのため脱水にならないように、水分を多めに摂取しましょう。清涼飲料水や野菜ジュース、果汁100％ジュースは糖質が多く、血糖値スパイクをおこす恐れがある（↓P22）ので控えます。牛乳はカルシウムも多く含まれますが、乳糖という糖質が多く注意が必要です。カルシウムは小魚などで摂りましょう。

水分補給にはやはり糖質が入っていない水やお茶が理想です。特に常温の水が胃腸への負担が少なく、一番おすすめ。汗をかく量や食事から摂取する水分量には個人差があるので量については一概にはいえませんが、のどが渇いたなと思ったときに常温の水をこまめに摂れば、過不足なく水分を摂ることができるでしょう。

水分補給源

飲んでOK ◎
炭酸水
糖質量 0g／0kcal
水
糖質量 0g／0kcal
麦茶
糖質量 0.6g／2kcal
コーヒー（無糖）
糖質量 1.4g／8kcal
紅茶（無糖）
糖質量 0.2g／2kcal
ほうじ茶
糖質量 0.2g／0kcal

NG ✕
コーラ
糖質量 22.8g／92kcal
オレンジジュース
糖質量 22.5g／95kcal
カフェラテ
糖質量 8.3g／104kcal
ミルクティー
糖質量 2.7g／34kcal
牛乳
糖質量 10.1 g／128kcal
ココア
糖質量 20.8g／198kcal

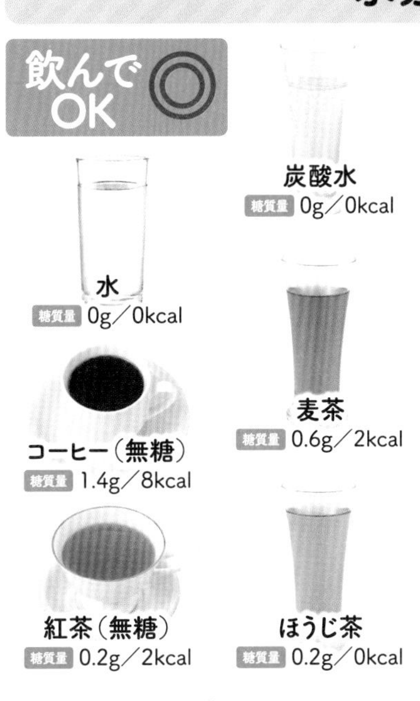

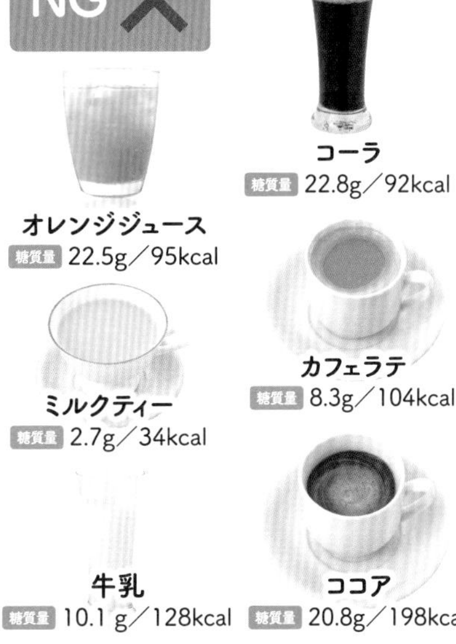

※200mlあたりの栄養価です。

糖質制限 -12

糖質ゼロの落とし穴

＼KeyPoint／

- ☑人工甘味料は少量摂る分には問題なし
- ☑大量・長期的な摂取のリスクは不明
- ☑低糖質食品ばかりはたんぱく質不足になる可能性大

甘味料や低糖質食品の摂りすぎに注意

「糖質オフ」「糖質ゼロ」「ローカーボ」といった低糖質食品・飲料は巷にあふれています。成分表示をみると、甘味料として、アスパルテーム、アセスルファムカリウム、スクラロース、サッカリンなどの人工甘味料が記載されています。少量摂る分には問題ないと思いますが、大量・長期的に摂取した場合の健康リスクについてはまだ解明されていません。人工甘味料にも中毒性があることが指摘されていますし、摂りすぎによって肥満や糖尿病を発症する可能性も指摘されています。

また、朝はふすまパン、昼はコンニャク麺、夕食は低糖質パスタというふうに、糖質オフ食品ばかりで糖質を控えようとする人がいます。このような方法でも糖質量を減らすことは可能ですが、たんぱく質や脂質、ビタミンなどの必要な栄養素が不足する可能性が大きいのです。

低糖質食品の摂りすぎにも注意し、質とバランスのよい栄養を意識しましょう。

糖質オフ、糖質ゼロなどの違い

市販されている食品に「糖質オフ」「糖質ゼロ」などとうたうものが増えています。それぞれどのような食品か確認し、糖質制限に上手に取り入れましょう。

糖質量

糖質オフ ＝ 低糖質 ローカーボ

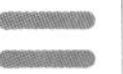

比較対象食品よりも糖質量が少ない食品。「糖質オフ」と表示できる基準はないが、科学的根拠に基づき、販売者の責任において表示する。

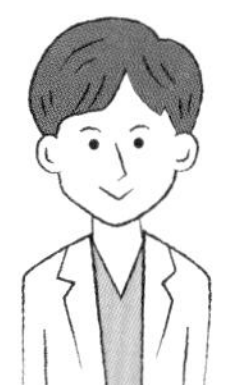

比較食品より少ないだけで糖質量は結構高いことも!!

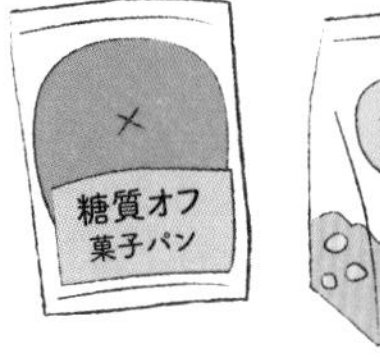

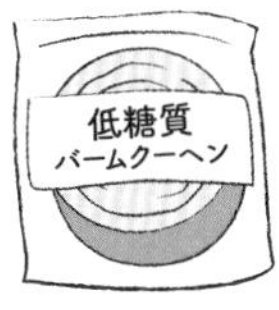

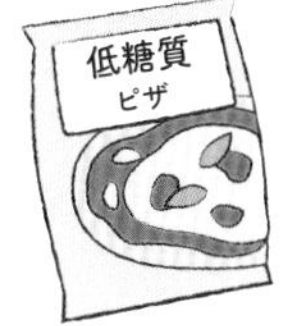

糖類ゼロ ＝ ノンシュガー

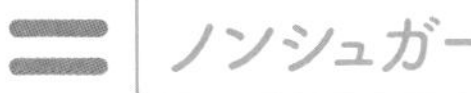

糖質の中に含まれる糖類（ブドウ糖、果糖、乳糖、麦芽糖など）の含有量が、食品100gあたり（100mlあたり）0.5g未満の食品。

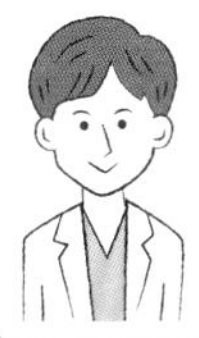

糖質の中の一部である糖類がゼロなのであって、糖質がゼロではない！

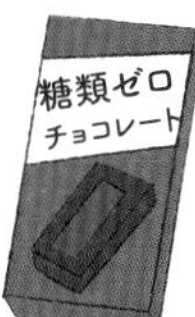

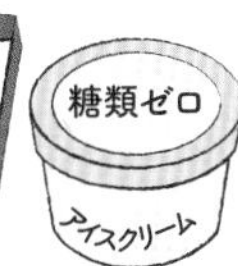

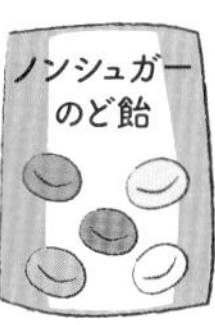

糖質ゼロ

食品100gあたり（100mlあたり）の糖質含有量が0.5g未満の食品。

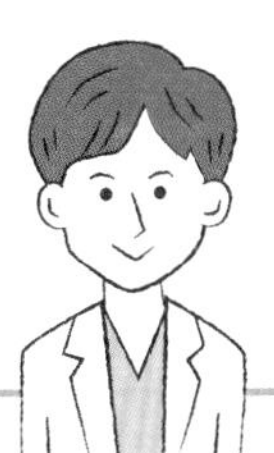

100g0.5gでも500gなら2.5g糖質ゼロではないこともあります

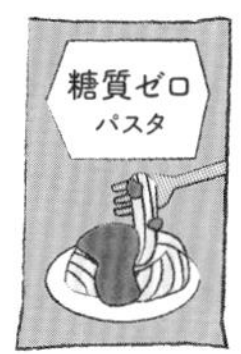

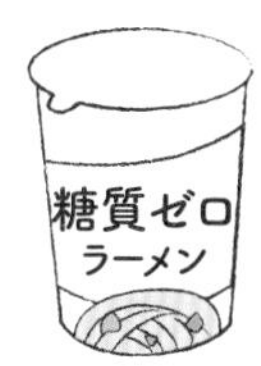

P15、107も併せて確認しましょう

糖質制限 -13

必ずやせる糖質制限要点復習

＼KeyPoint／

☑糖質の量を極力減らす

☑お菓子や果物、醸造酒は大敵！

☑質のよいたんぱく質、脂質を摂る

絶対に忘れないでほしい糖質制限の基本

これまで糖質制限を成功させるための大切なポイントを解説してきました。左のページに8箇条としてまとめましたので、復習してみましょう。

まずは糖質の摂り方を変え、1日120g以下に抑えます。無理のない範囲で減らしていくのがよいですが、主食は極力摂らないのがベストです。特に、夕方以降は糖質を含む食品は避けてください。お菓子、果物、醸造酒（ビール、日本酒など）なども、糖質制限中には大敵です。反対に、たんぱく質や脂質などは質のよいものを選び、適量を摂りましょう。

これまで解説してきたのはかなり厳しいルールです。特に日常的にお菓子や果物を食べていた人にとっては、継続して実行するのが難しい場合もあるかもしれません。ただ、この8箇条を意識して行うことで、必ず結果が出ます。人によっては早めに体重や数値に変化が出てくるでしょう。そのためには、最初に設定した「目標をクリアする」という強い意志が必要です。

糖質制限の基本8箇条

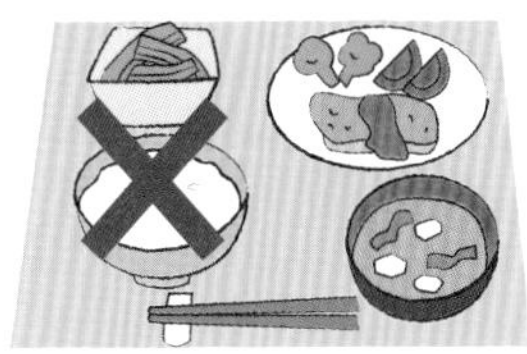

1. 糖質は1日120g以下に

夕食は糖質を極力0gに近づける。主食は摂らないのがベスト。⇨P82

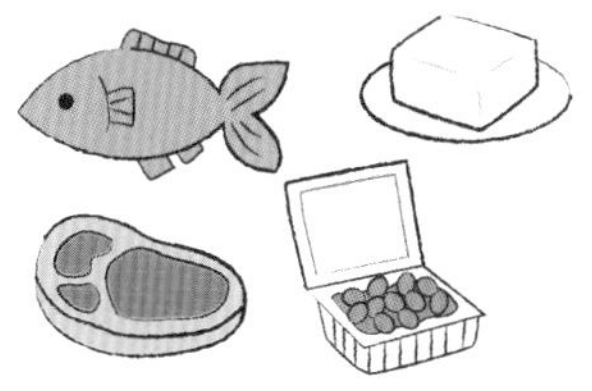

2. たんぱく質をしっかり摂る

たんぱく質は、魚、肉、大豆製品などからバランスよく摂取。⇨P88

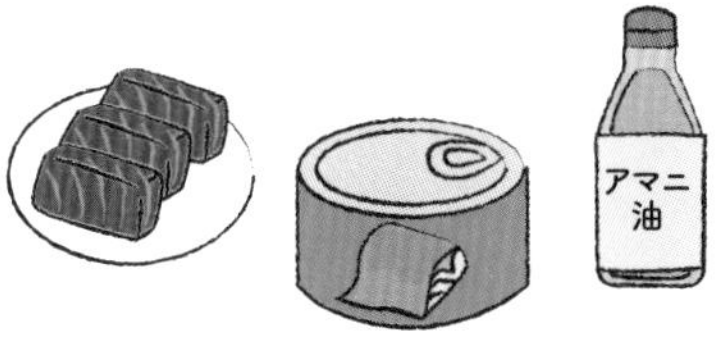

3. 脂質はよいものを適量摂る

魚や植物油に多く含まれる不飽和脂肪酸を意識して適量摂る。⇨P90

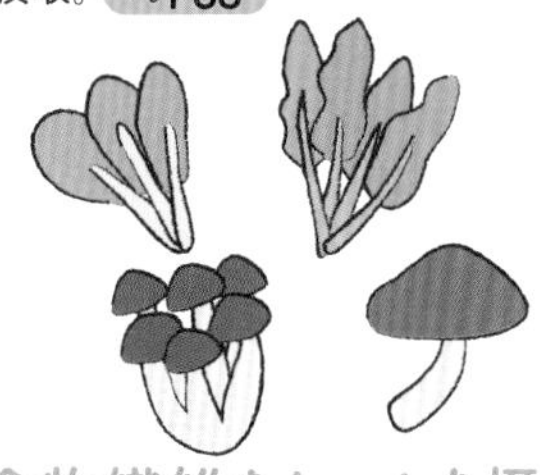

4. 食物繊維をしっかり摂る

炭水化物を抑えた分の食物繊維は、糖質の少ない葉野菜やきのこを中心に摂取。
⇨P92

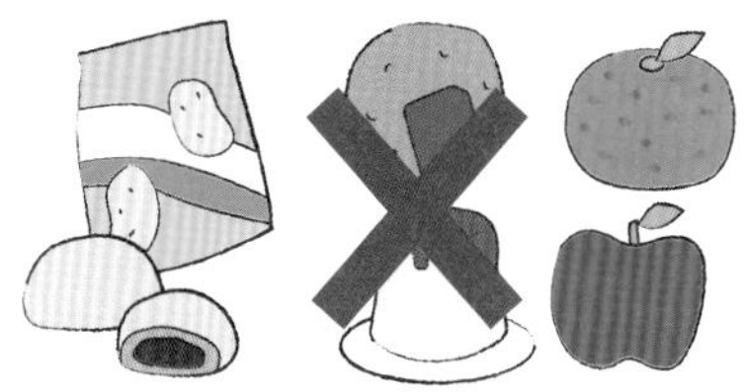

5. お菓子をやめる

間食は基本的に中止。我慢できないときは少量のチーズやナッツ、糖質制限食品を。⇨P94

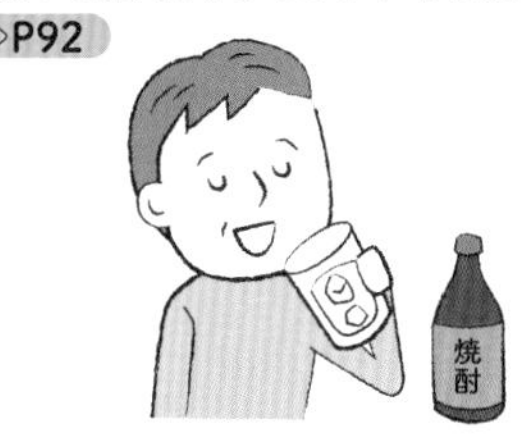

6. 飲酒は蒸留酒を適量に

醸造酒（ビール、日本酒など）をやめ、蒸留酒（焼酎やウイスキーなど）を適量に。⇨P96

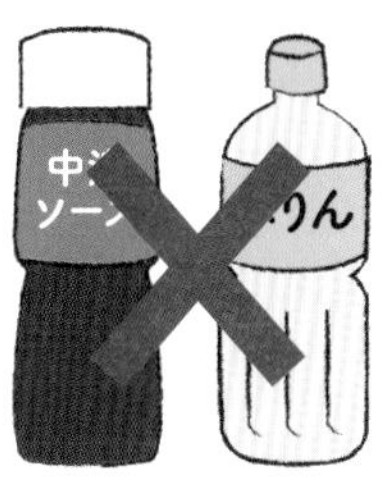

7. 調味料の糖質量にも注意

みりんやみそなどの糖質が多い調味料は控え、塩、酢などを使う。⇨P98

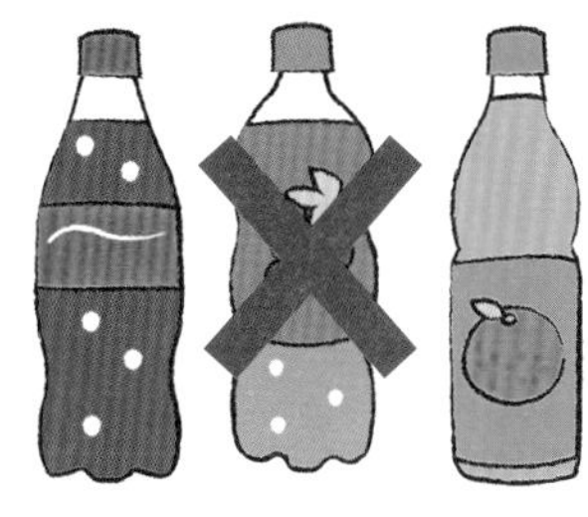

8. 甘い飲料を控える

清涼飲料水、牛乳は極力控える。
⇨P100

コンビニや外食での糖質制限のコツ

糖質制限中の食生活では、自炊ではないときに何を食べるとよいのでしょうか。コンビニなどで市販品を買うときや外食するときのコツ、注意点を解説します。

糖質制限の課題!?

自炊でなければ、糖質制限ができないと思っていませんか？　たしかに自炊は糖質量をコントロールしやすいですが、コンビニや外食でも糖質制限を実践することができます。

　コンビニには、おにぎりやパン、お菓子などの糖質量が多いものが目につきますが、最近ではサラダチキンをはじめ、焼き鳥などのたんぱく質がとれる惣菜や、サラダやほうれん草のおひたしといった野菜が主のメニューが充実しています。しかも、左ページのような栄養成分表示が必ずあるので、糖質量を把握しやすいのです。

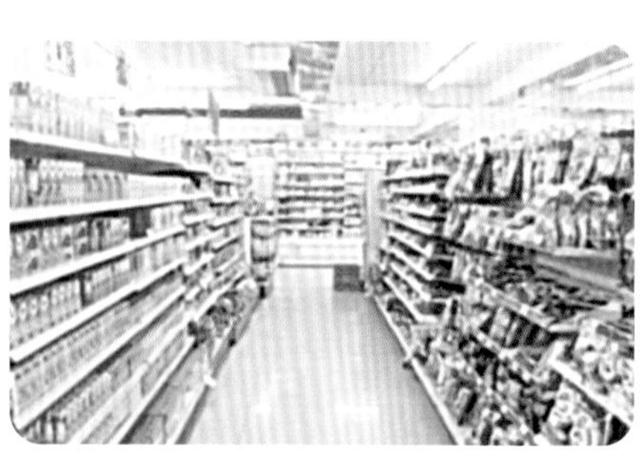

　外食は、お店の選び方にポイントがあります。丼物や麺類のみを扱っているようなお店ではなく、ファミレスや居酒屋のようにさまざまな料理を扱っていて、かつ単品で注文できるお店がおすすめです。ごはんがセットになっている定食屋は、敬遠しがちですが、栄養バランスが整っているのでごはん抜きで注文し、野菜の小鉢などを追加しましょう。

栄養成分のチェック方法

市販品には栄養成分表示があり、どのようなものが使われているか、糖質などの栄養成分がどれくらい含まれているかがわかります。糖質量の少ない食品を選びましょう。

栄養成分表示で糖質量をチェック!

栄養成分表示は、糖質か炭水化物の量を確認します。

■糖質の表示

栄養成分表示（100gあたり）

エネルギー	268kcal
たんぱく質	2.3g
脂質	0.7g
炭水化物	12.6g
ー糖質	12.4g
ー糖類	3.5g
ー食物繊維	0.2g
ナトリウム	0.7mg
ビタミンC	98mg
食塩相当量	0.09g

糖質または食物繊維のいずれかを表示する場合、炭水化物の内訳として 糖質及び食物繊維の量の両方を表示することが義務付けられており、どのくらい含まれているかがわかります。

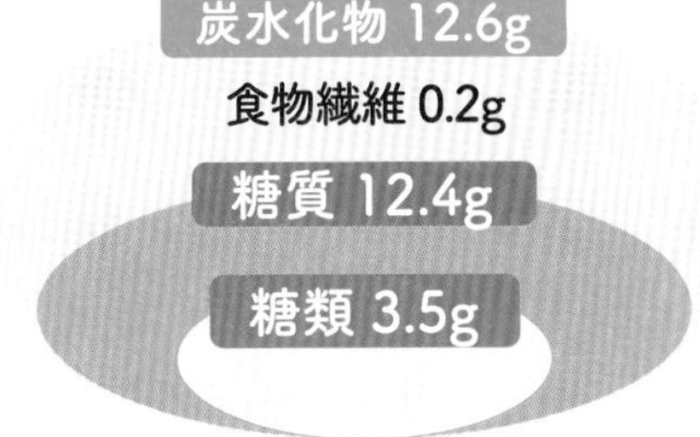

■炭水化物の表示

栄養成分表示（1個あたり）

エネルギー	71kcal
たんぱく質	0.7g
脂質	3.2g
炭水化物	10.6g
食塩相当量	0.09g

炭水化物は糖質と食物繊維を合わせたものですが、食物繊維は微量なので、「炭水化物量は糖質量」と最大値でとらえましょう。

炭水化物 ≧ 糖質

例） 10.6 ≧ 10.6

要注意! 栄養成分表示は、全体量でないことがほとんどです。「100gあたり」、「1個あたり」など、どのくらいの分量の栄養成分かを確認しましょう。

原材料名を確認しましょう!

原材料名を見るようにしましょう。どんな原材料を使っているか、添加物はどんなものが入っているかわかります。原材料名は、含有量の多い順に書いてあるので、目安にしてください。

商品名	ウエハース
原材料名	小麦粉（小麦・国産）、ショートニング、砂糖、ココアパウダー、乳糖、全粒粉、植物油脂、小麦胚芽、澱粉、膨張剤（重曹）
内容量	30個
賞味期限	枠外下部に記載

小麦粉、砂糖、でんぷん、乳糖に注意

低糖質メニューが豊富！

【コンビニエンスストア】

単品を組み合わせて献立に！

コンビニエンスストアの市販品は、低糖質メニューが多く、栄養成分表示もあるので、糖質量を管理しやすいのが利点です。お弁当の近くにあるサラダチキンなどのたんぱく質食品とサラダなどが置いてある棚に向かいましょう。糖質が多いお菓子やジュース、アイスなどの棚は見ないこと。目的のものだけ買って滞在時間をできるだけ短くするのが得策です。

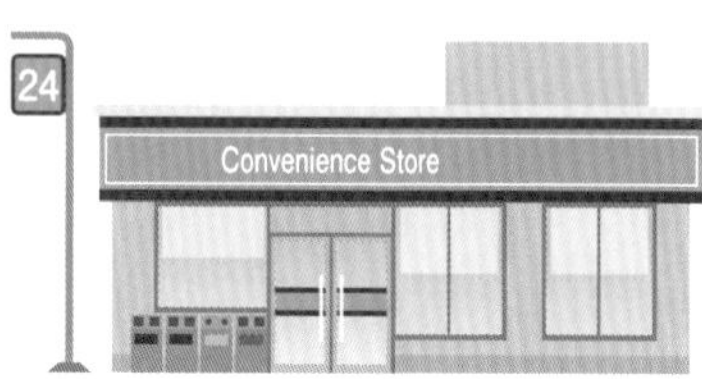

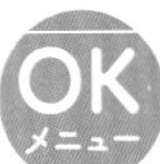

- サラダチキン
- チキンステーキ（塩）
- しょうが焼き
- 焼き魚
- さば水煮缶
- 焼き鳥（塩）
- おでん
- 冷奴
- ゆで卵
- 温泉卵
- こんにゃく麺
- サラダ
- コールスロー
- 枝豆
- ほうれん草のおひたし
- みそ汁
- 野菜スープ
- 低糖質パン

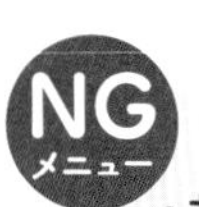

- 丼物
- お弁当
- おにぎり
- 菓子パン
- カップ麺
- 菓子全般
- デザート
- アイス
- 甘い飲料
- アルコール

こんな組み合わせがおすすめ

たんぱく質のおかず ＋ 野菜のおかず ＋ 汁物

魚介や肉、卵、大豆製品などのたんぱく質のおかずに、サラダなどの野菜のおかずを合わせます。さらにみそ汁やスープを加えても。サラダは糖質の多い根菜が少ないものを選びましょう。

主食を摂る場合は低糖質パンがおすすめ！

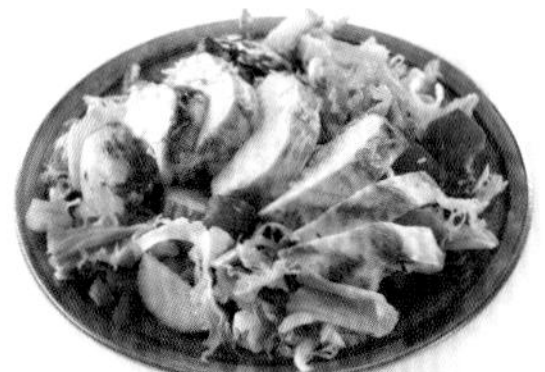

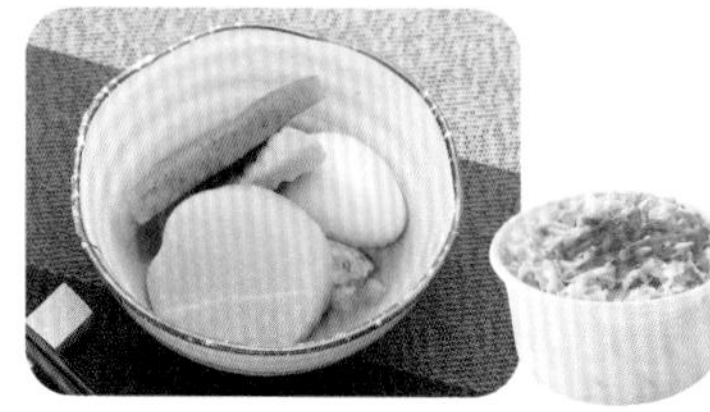

例1　サラダチキン+サラダ

例2　おでん+コールスロー

例3　さば水煮缶+野菜スープ+枝豆

例4　焼き鳥（塩）+サラダ+みそ汁

おかずを単品で注文すればOK!

[ファミリーレストラン]

ごはん抜きで注文を!

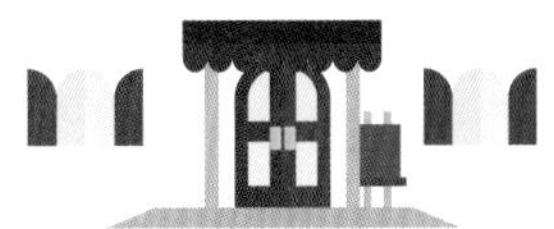

ファミレスのほとんどが、ハンバーグなどのおかずを単品で注文することができます。おかずにごはんやパンをつけないのがいいでしょう。おかずのつけ合わせも要チェック。何が添えられているのか確認しましょう。糖質が高いフライドポテトやポテトサラダ、コーンなどの場合は避けるか、外してもらいます。

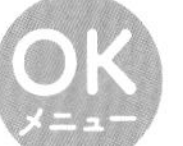

OK メニュー

- ステーキ
- チキンソテー
- ハンバーグ
- しょうが焼き
- えびフライ
- ローストビーフ
- アヒージョ
- 魚介のマリネ
- ほうれん草とベーコンのソテー
- サラダ
- コンソメスープ
- ミネストローネ

NG メニュー

- スパゲッティ
- ピザ
- カレーライス
- ビーフシチュー
- ドリア
- グラタン
- 丼物
- ラーメン
- オムライス
- フライドポテト
- バターコーン
- コーンスープ

こんな組み合わせがおすすめ

たんぱく質のおかず ＋ 野菜のおかず

ステーキやチキンソテー、ハンバーグなどのたんぱく質のおかずに、サラダなどの野菜のおかずを合わせます。スープを添えてもいいですが、糖質の多いコーンスープは避けましょう。

セットや定食ではなく、単品で注文を!

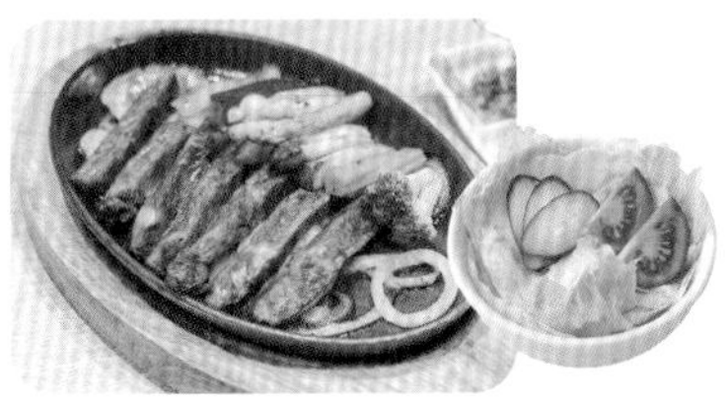

例1　ステーキ+野菜サラダ

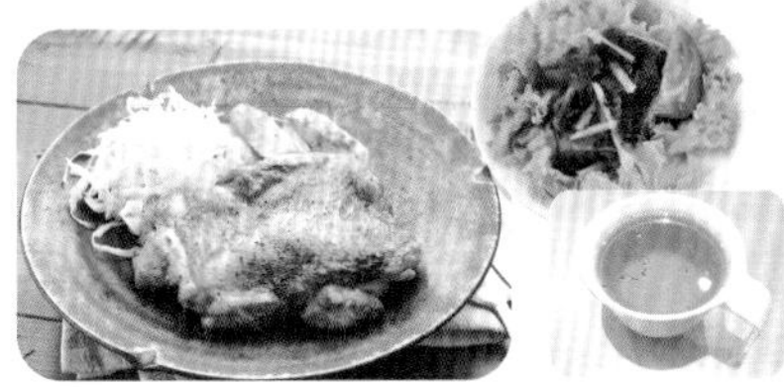

例2　チキンソテー+海藻サラダ+コンソメスープ

例3　ハンバーグ（ブロッコリー添え）+ほうれん草とベーコンのソテー

例4　ローストビーフ+豆腐サラダ+ミネストローネ

ごはん抜きにすれば糖質はOK！　栄養バランスも◎

定食屋

定食の利点は、たんぱく質と野菜が豊富

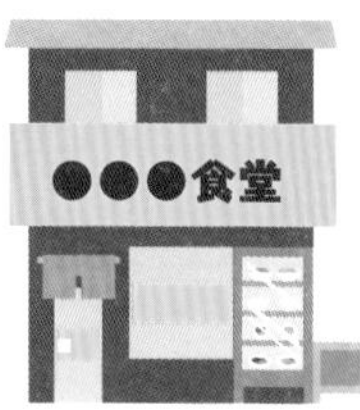

定食屋では、主食（ごはん）と、たんぱく質のおかず、副菜、汁物がセットになっていることがほとんどです。「ごはん抜き」で注文し、野菜のおかずをもう1品、足しましょう。ポテトサラダやごぼうのサラダなどの糖質が多い副菜や、砂糖やみりんを使った甘い煮物は注意が必要です。

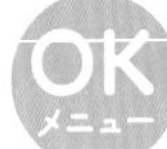

- しょうが焼き定食
- から揚げ定食
- 焼き魚定食
- 刺身定食
- 肉野菜炒め定食
- ほうれん草のおひたし
- ひじきの煮物
- サラダ
- 納豆

定食はごはんを抜いて考えます

- 親子丼
- カツ丼
- 天丼
- ポテトサラダ
- 麺類
- 鶏の甘酢あん定食
- コロッケ定食
- すき焼き定食

こんな組み合わせがおすすめ

定食 － ごはん ＋ 野菜のおかず

しょうが焼きや焼き魚定食などを「ごはん抜き」で注文します。ごはんが減った分、ミニサラダやほうれん草のおひたしなどの野菜のおかずを足しましょう。

「ごはん抜き」で注文を！

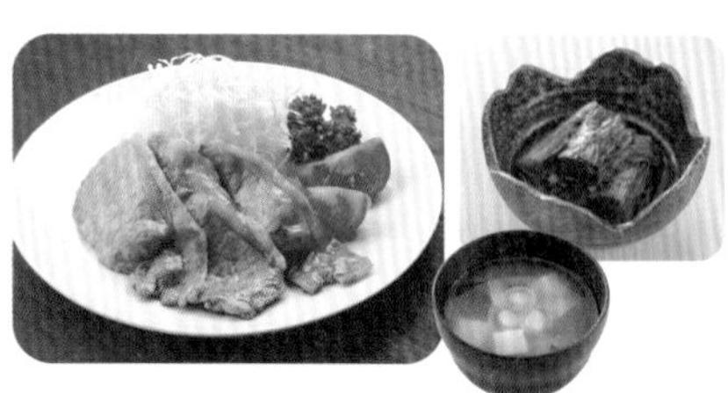

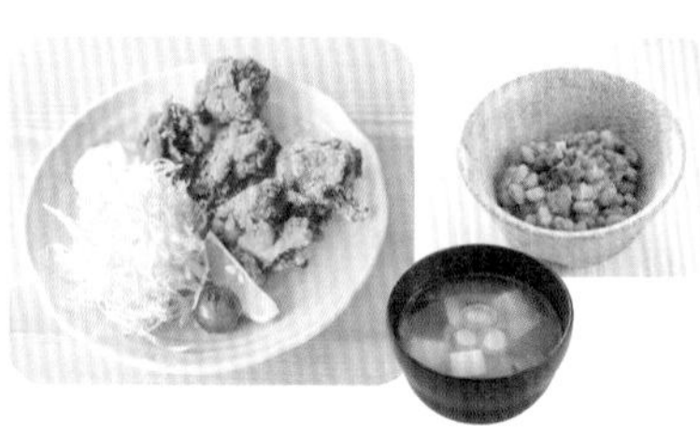

例1　しょうが焼き定食-ごはん+ほうれん草のおひたし

例2　から揚げ定食-ごはん+納豆

例3　焼き魚定食-ごはん+野菜サラダ

例4　刺身定食-ごはん+ひじきの煮物

お酒の選び方にも注意して！

居酒屋

シメ抜きにすれば、糖質制限向き

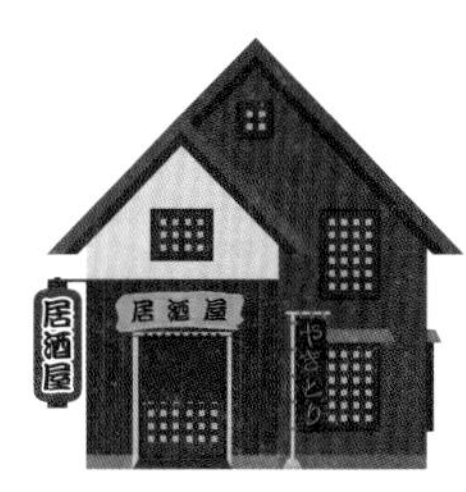

居酒屋は焼き鳥や刺身、焼き魚、冷奴などのたんぱく質のおかずが充実しているので、実は糖質制限しやすいです。野菜のおかずも一緒に注文しましょう。お酒は、ビールや日本酒などの醸造酒ではなく、焼酎やウィスキーなどの蒸留酒を選び、飲む量を決めておくことも大切。

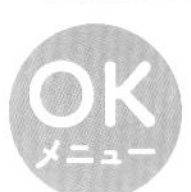

OKメニュー

- 焼き鳥（塩）
- 焼き魚
- 刺身盛り合わせ
- ほっけの干物
- ししゃも
- ソーセージ
- 冷奴
- 茶碗蒸し
- だし巻き卵
- 塩キャベツ
- 冷やしトマト
- チーズ
- きゅうりの一本漬け
- 枝豆
- サラダ

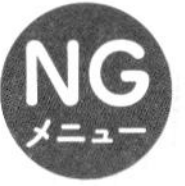

NGメニュー

- 焼きそば
- ピザ
- チヂミ
- おにぎり
- シメのごはん、麺類
- フライドポテト
- ポテトサラダ
- デザート

●お酒編

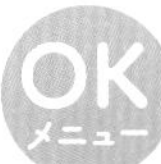

OKメニュー

- 焼酎
- ウィスキー
- ウォッカ
- ハイボール
- ジン
- ワイン

NGメニュー

- ビール
- 日本酒
- 梅酒
- 紹興酒
- カクテル

こんな組み合わせがおすすめ

たんぱく質のおかず ＋ 野菜のおかず ＋ 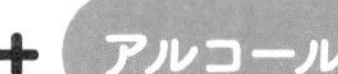

肉や魚、卵のメニューにトマトやきゅうりなどの野菜をプラス。焼き鳥を選ぶときは甘いたれではなく塩を選ぶようにしましょう。お酒を飲むのであれば、焼酎やウイスキーなどの蒸留酒を。

お酒は
蒸留酒を選んで！

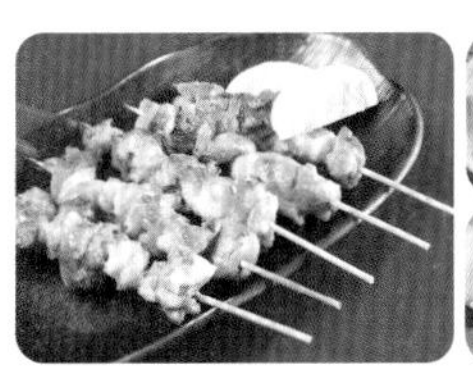
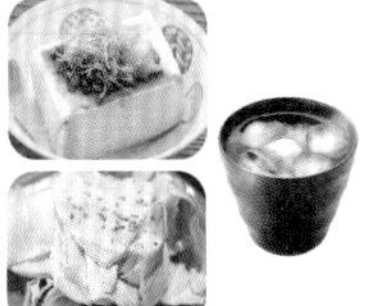
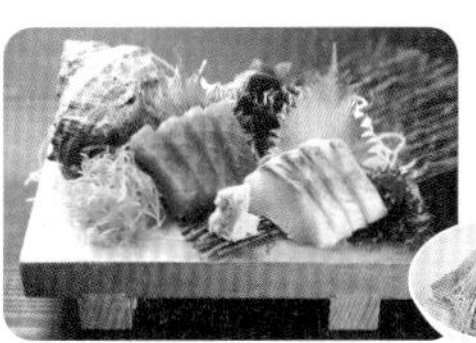
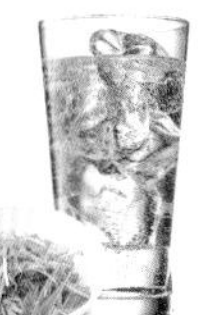

例1　焼き鳥（塩）+冷奴+塩キャベツ+焼酎

例2　刺身盛り合わせ+サラダ+ハイボール

例3　ほっけの干物+きゅうりの一本漬け+冷やしトマト+焼酎

例4　焼き魚+だし巻き卵+枝豆+ハイボール

自己判断で糖質制限を行ってはいけない人

糖質制限は、肥満や糖尿病予防に非常に効果的ですが、
すでに病状が進行していたり別の病気がある場合は注意が必要です。

糖尿病や重度の肝硬変、活動性の膵炎などの持病がある人は、糖質制限を行う前に必ず医師に相談をし、行ってよいかの判断をしましょう。行えるとなった場合でも、医師の指導のもとで適切に行いましょう。

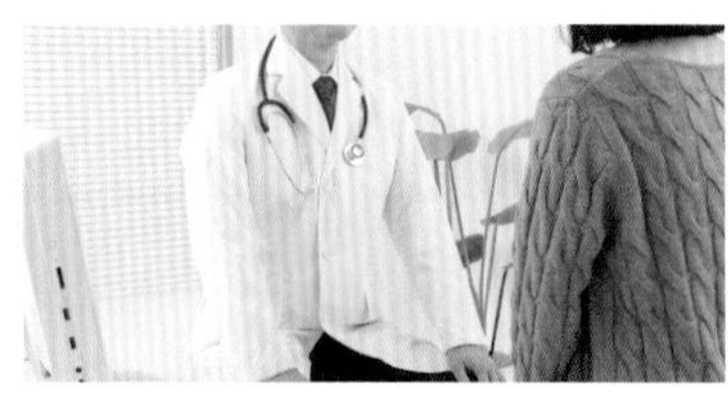

糖尿病の治療で内服薬やインスリン注射を行っている人

糖質制限は糖尿病に最も効果的な食事療法ですが、その効果が絶大なため、薬物療法と併用すると、低血糖状態を引き起こす危険があります。医師と相談の上で行いましょう。

重度の肝硬変がある人

肝臓のグリコーゲン貯蔵量の減少や糖新生能力の低下のため、低血糖になる恐れがあり、糖質制限は行えません。

活動性の膵炎の人

脂質摂取の増加による膵炎の悪化が懸念されるため糖質制限は推奨されません。

長鎖脂肪酸代謝異常症の人

まれな疾患ではありますが、自分の体脂肪を利用してエネルギーを産生できないので適応となりません。

尿素サイクル異常症の人

まれな疾患ですが、たんぱく質の代謝に問題があるので、高たんぱく食である糖質制限食は推奨されません。

食事の嗜好の問題で糖質制限を十分行えない人は…

この場合は、たんぱく質はしっかり摂りながら、カロリー制限を行います。ただし多少でも糖質を減らすことは、肥満・糖尿病の予防・治療に有効なことを忘れてはいけません。

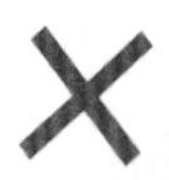

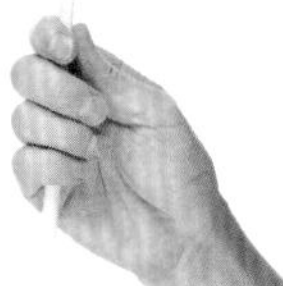

PART 4

行動療法

いますぐやめる！糖質過多生活

行動療法 -1

糖質摂取行動を自覚する

＼KeyPoint／

☑「食べていないのに太る」「水を飲んでも太る」はウソ

☑肥満の人の大半は糖質の摂りすぎ

☑体質のせいにせず、食生活の見直しが肝心

なぜ太ってしまうのか

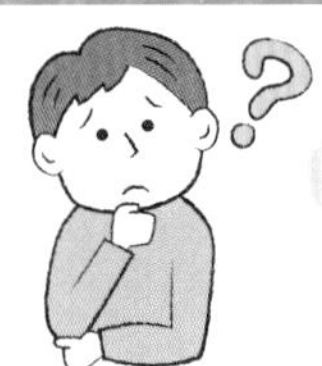

そんなに食べていないはずなのに
太ってしまいます

実は食べている糖質量が多い

「甘いものは別腹」「〆のごはんやうどん、ラーメン」というように、糖質は満腹でもつい食べがち。また、お菓子や果物、ジュースを無意識に摂取していることも。食生活を見直しましょう。

⇒左ページ

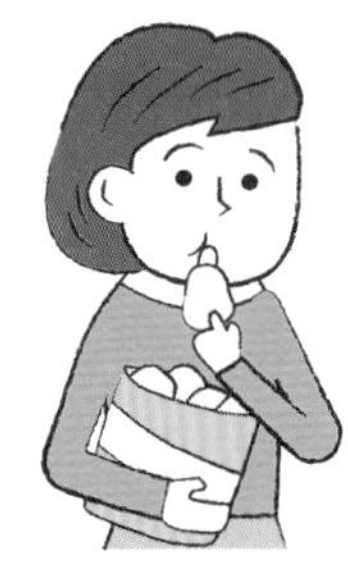

基礎代謝が低く、エネルギーを消費できない

筋肉量やたんぱく質の摂取量が足りないと基礎代謝が低くなり、エネルギー消費量が増えません。たんぱく質の摂取や運動による筋力アップを！

たんぱく質の摂り方について
⇒P88

運動について
⇒P128

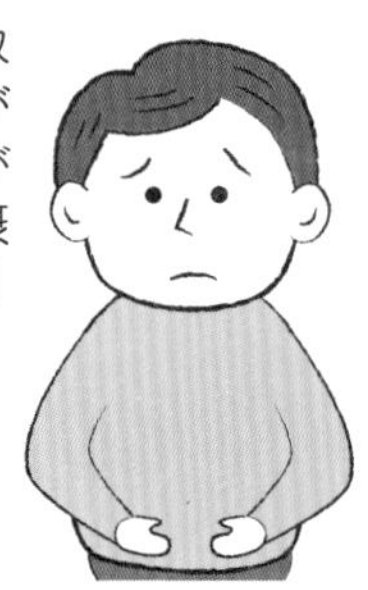

実際は何をどれくらい食べている？

ダイエット外来で、「食べていないのに太る」「水を飲んでも太る」とおっしゃる患者さんがいます。本当にそうなのでしょうか？　実際に食事内容を書いてもらうと、糖質のオンパレードで、「よく考えてみると、私は糖質の摂りすぎですね」と大半の方が気づいてくれます。

ダイエット外来を受診される方の1日の糖質摂取量（410g／日）は、日本人の平均糖質量（230g／日）の1・8倍です。私は活動量が少ない現代において、日本人の平均糖質摂取量ですら多いと考えていますから、自分で思っている以上に糖質は減らしてよいのです。

糖質量が多い要因は、ごはんはしっかり食べなくてはと食べすぎたり、無意識にお菓子や果物を食べていたりするパターンが大半です。太りやすい人と、太りにくい人がいるのは事実ですが、肥満の方は糖質過多の食生活をしていることも間違いありません。まずは自分の食生活を見つめ直しましょう。

生活習慣の改め方

ステップ1

太る原因となった糖質摂取行動を把握

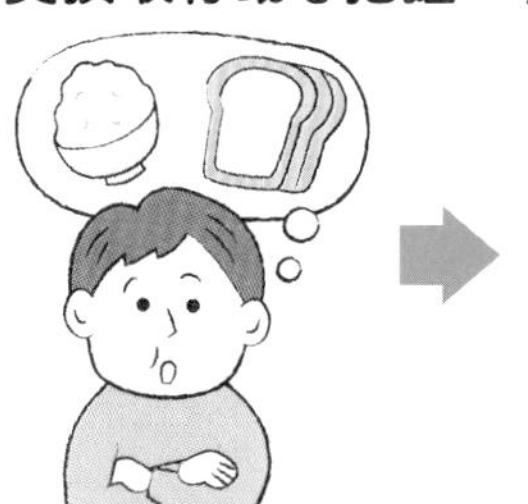

食生活を記録することからスタート。「こんなに糖質を摂っていたのか」と気づきます。いつ、どのくらい食べているのかを把握することが大事です。

ステップ2

ステップ1の行動を見直す

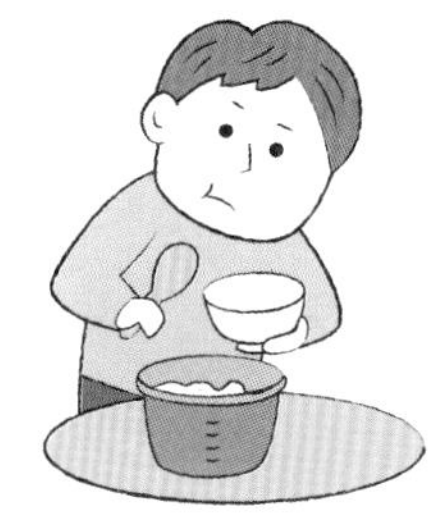

よくない行動を把握したら、それをやめるための対策を。食事の糖質量を減らすのはもちろん、家に食べ物を置かない、買いだめをしないといったことを実践。

ステップ3

ステップ2を続けて糖質過多生活を克服

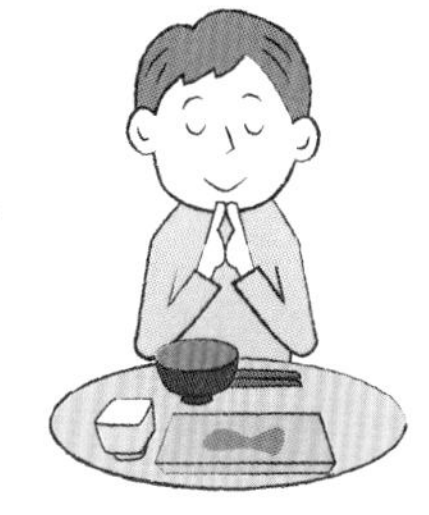

糖質制限は、とにかく継続することが大事。気を緩めて一度糖質を摂ってしまうと、すぐに体は元に戻ってしまいます。身についてきたよい習慣を続けましょう。

行動療法－2

糖質を買わない！ストックしない！

＼KeyPoint／

- ☑すぐ食べられるものには糖質が多い！
- ☑つい食べてしまう糖質は家に置かない！
- ☑買う場合はチーズ、ナッツ、糖質制限食品を

ついやりがちな危険行動

生活習慣を思い出してみましょう。次のような行動をしていませんか？
これらをやめることで、糖質制限成功へ一歩近づきます。

安くなっているから
ついたくさん
買ってしまう
大特価
お得に見えるから
大袋の方を
買ってしまう
BIG
ポテチ
ポテチ

おすすめされているから
予定外だけれど
買ってしまう

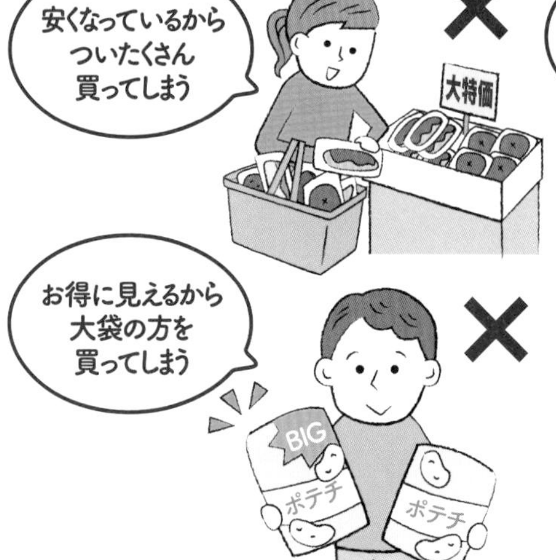

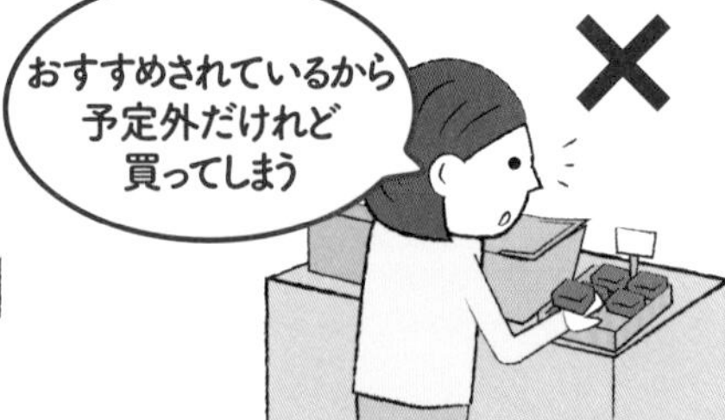

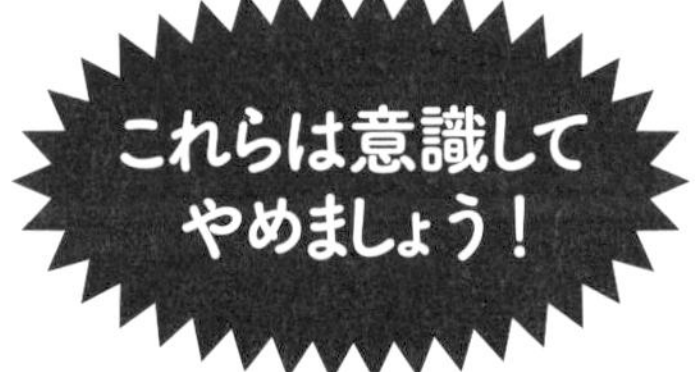

糖質の誘惑に勝つのは至難の業(わざ)

みなさんの家には、すぐ食べられるお菓子やカップ麺などの食品が買い置きしてありませんか?これらの食品は糖質が多く、ついなんとなく食べてしまうものでもあります。カップ麺やお菓子のほか、冷凍食品、アイスクリーム、清涼飲料水などの甘いものも要注意です。

「口さみしくて、家にあるお菓子を間食してしまいました」というのは患者さんからよく聞くセリフです。家にあったら、食べてしまうのが人間。特に肥満や糖尿病になる人は「食べることが大好き」「糖質が大好き」で、糖質の欲求に打ち勝つことは難しいでしょう。まずは家に置いてある食べ物を減らすこと。家になければ、ある程度は防げると思います。

とはいえ、今の時代は非常食としての備蓄も必要ですから、糖質の多い食品は避け、チーズ、ナッツ、あたりめ、糖質制限食品などを選ぶようにするとよいでしょう。

糖質の誘惑を断ち切る対策

糖質は、「あると食べてしまう」という中毒性の高いものです。買い物の仕方を見直すことで、自分から糖質を遠ざける工夫をするのも大切です。

①買い物の回数を減らす

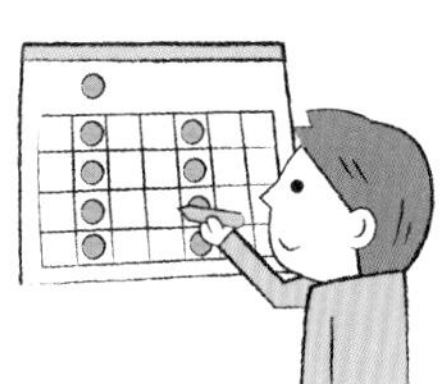

買い物に週に何度も行くと、必要のないものまで買ってしまいがち。買い物の日を決める、ネットスーパーで必要なものだけ注文するなどの工夫を。

②カートを使わない

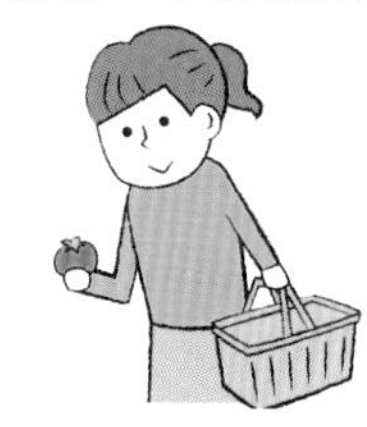

カートはできるだけ使わず、カゴを手で持って買い物をすると、自分がどのくらい買っているかを意識するので、買い物の量が減ります。

③必要なものをメモする

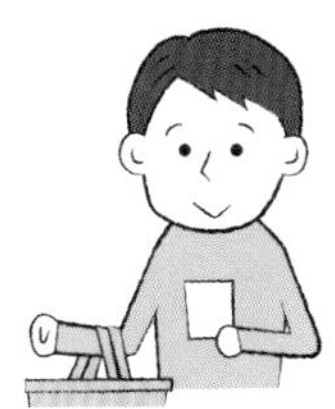

買い物に行く前に足りない食材をあらかじめメモし、それだけを買うようにしましょう。それ以外はいくら安くても買わない、という強い心で。

④家に食べ物をためない

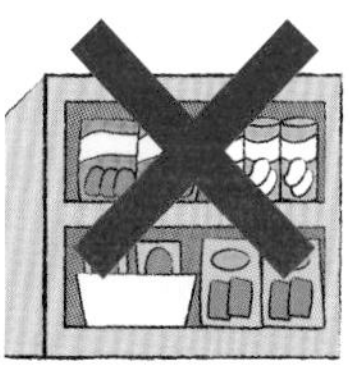

お菓子やカップ麺などの食品は「いつか食べるから」と安いときに買いがちですが、目に入ると食べたくなるので買いだめをやめましょう。

行動療法 - 3

早食い、大食いは胃のデブトレ!

＼KeyPoint／

☑早食いNG! 一口30回噛んで正常な満腹感を得る

☑大皿盛りはNG! 1人分を小さめの皿に

☑腹八分目を忘れない

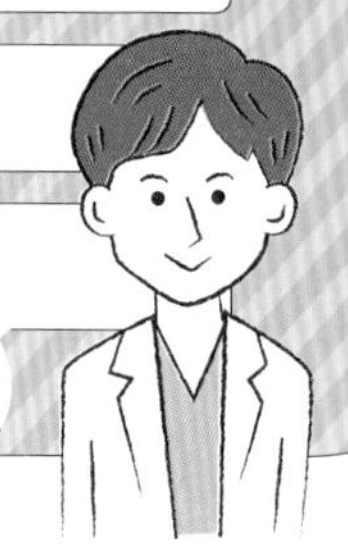

肥満の予防・治療には、食事の質のみならず量にも気を配ることが重要です!

早食いすると胃が大きくなる!

早食いや大食いをすると太るとよくいいますが、なぜでしょうか。

満足感を感じるまで

食べ物を食べる
↓
血糖値が上がる
↓
満腹中枢を刺激する

15〜20分かかる

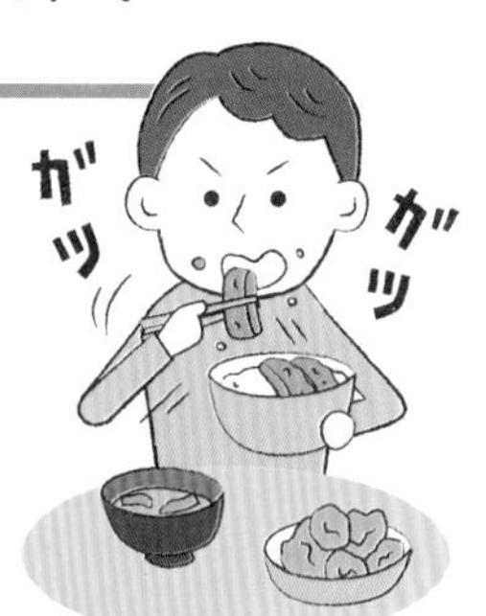

早食いする(20分未満で急いで食べる)と

満腹中枢が働く前に必要以上に食べすぎてしまう

↳ くり返すうちに胃が大きくなり、たくさん食べないと満足できない体になってしまう

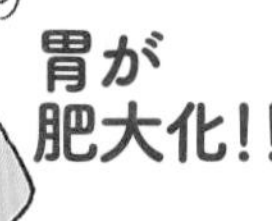

胃が肥大化!!

胃の大きさと肥満の関係

私はダイエットの専門医であると同時に内視鏡の専門医なので、多くの人の胃を診てきました。肥満の人の大半は胃が大きくなっています。その理由として、食べ物を十分に噛まず早く飲み込み、短時間で食事をする早食いや大食いが関係していると考えています。

食べ物を摂取すると血糖値が上昇し、脳の満腹中枢が、「これ以上食べる必要なし」と体に伝えます。これは食事をはじめて15～20分かかるので、早食いの人は満腹を感じる前に食べすぎてしまうのです。

このような早食い・大食いを何百回、何千回とくり返すうちに、胃が大きくなりたくさん食べられる体になってしまいます。まさに「胃のデブトレ」です。余った食材を「もったいないから」と無理して食べるのも同じです。体はゴミ箱ではありません。時には捨てる勇気を持ちましょう。「一口30回噛む」「1食に20分以上かける」「食事量は腹8分目」の意識が大切です。

大食いを防ぐには、早食いをやめる！

❶ 食事に集中する

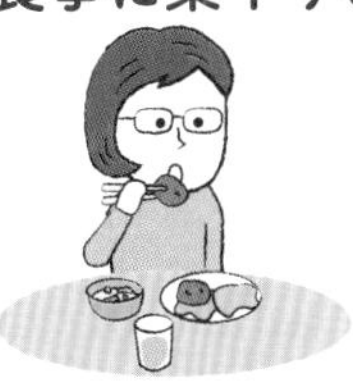

「ながら食べ」をせず、食べることに集中することで何をどれだけ食べたか意識できます。

❷ 時間を意識する

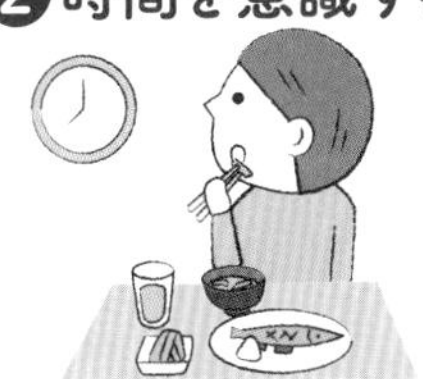

見えるところに時計を置くなどして食べはじめからの時間を確認すると早食いを防げます。

❸ 一口に30回噛む

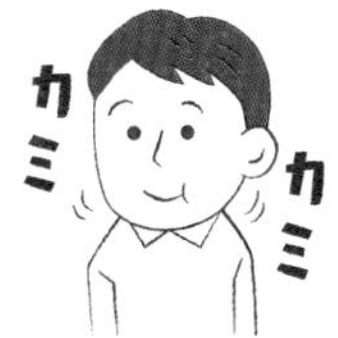

一口食べたら30回以上噛む、と心がけましょう。必然的に食事に時間がかかり、早食い防止に。

結果

満腹感を感じるようになる

ゆっくり食べることで満腹中枢が正常に刺激され、食べ物をほしいという気持ちが少なくなり、結果として食べる量が減ります。

腹八分目が身につく

だんだんと自分のお腹に対しての適量がわかり、腹八分目が実践できるようになってくると、太る食べ方から脱せた、といえるでしょう。

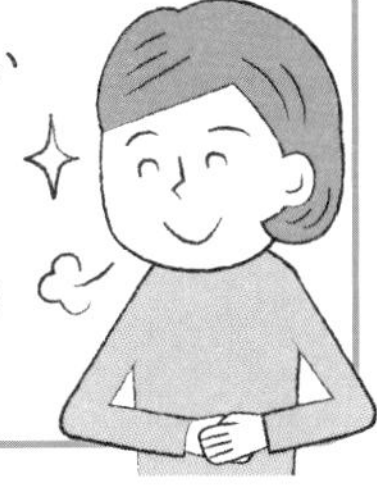

行動療法－4

本当に必要な食事か考えましょう

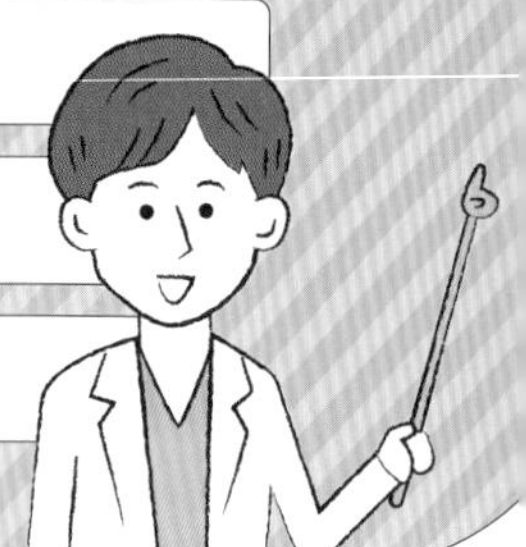

＼KeyPoint／

- ☑自分がいつ食べているかを知る
- ☑食べるたびに血糖値は上がり「肥満や糖尿病の原因に」
- ☑無意識には食べない！

1日5食食べるとどうなる？

朝昼夕の3食に加え、午前と午後におやつを食べたとします。そうすると血糖値は食事のたびに上がり、夕食後には最も高い状態に。これが肥満の原因となります。

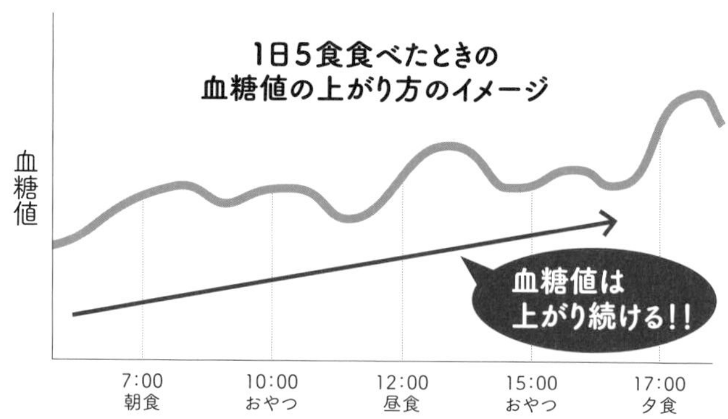

血糖値が高い状態が続くと…

↳肥満ホルモンであるインスリンの追加分泌が持続。その結果、脂肪が燃えずに肥満の原因になる!!

活動量に合わせて食事をする

みなさんは1日何回食べ物を口にしますか？ 朝、昼、夕の食事に加え、10時や15時、夕食後のおやつなど、1日5〜6回でしょうか。

食べ物は消化に3〜4時間かかるのに、なぜ3食食べてもお腹がすくのでしょうか。それには血糖値が密接に関係しています。食事をすると30分で血糖値がピークに達し、その後2時間かけて低下します。食後2時間が経過するとまだ胃には食べ物があるのに、「空腹です」と血糖値センサーが反応するのです。そこで間食すると、血糖値が高い状態が続き、摂取した糖質で活動するので、日中に体脂肪が燃焼せず、結果太ってしまうのです。

ではやはり1日3食規則正しくが正解なのでしょうか。私は活動量の乏しい人は1日2食でも1食でもよいと思います。無意識に食事をせず、自分がどれだけ活動しているのかに応じて食べる回数や時間、食事量を決めることが大切です。

大切なのは「無意識に食べない」こと

なんとなく、昼の12時になったから昼食を食べよう、というように、決まった時間に食事をしようと考えていませんか？　お腹が空いていないのに、無理して食べる必要はありません。食べる時間や回数を見直してみましょう。

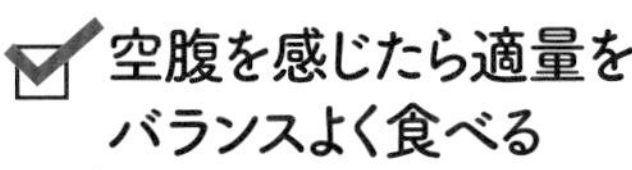

- 空腹を感じたら適量をバランスよく食べる
- 何をどのくらい食べているか把握して、意識して食べる

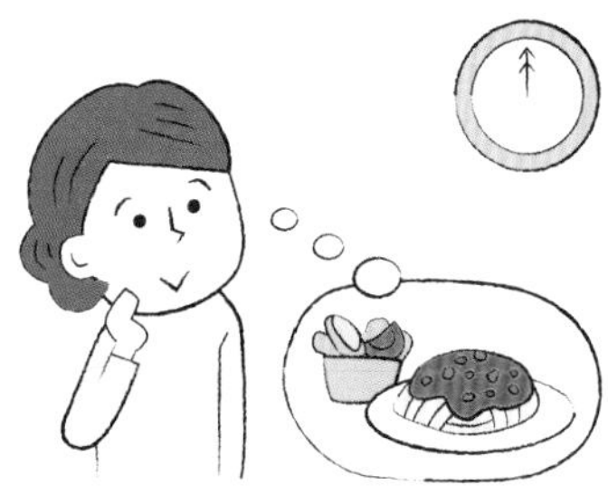

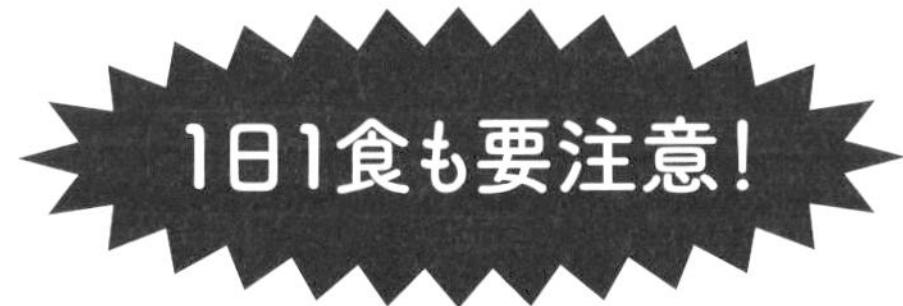

活動量が乏しい場合は、1日に1食でもよいと思います。ただ、その1食に食べすぎるのはNG。大食いは結果として、肥満の原因となります。また1回の食事で大量に食べると消化器官に負担がかかることもあります。

行動療法 -5

夕方以降は断糖質！寝る3時間前は食べない

＼KeyPoint／

- ☑夕食の糖質は体脂肪増加の原因になる！
- ☑夕食後3時間以内の就寝は逆流性食道炎に
- ☑夕食は腹8分目、夜食は論外

寝る前に食べると太る理由

仕事から帰宅するのが遅かったりすると、必然的に夕食も遅くなることがあるでしょう。しかし、夕食後にすぐに寝るのは太る原因となります。

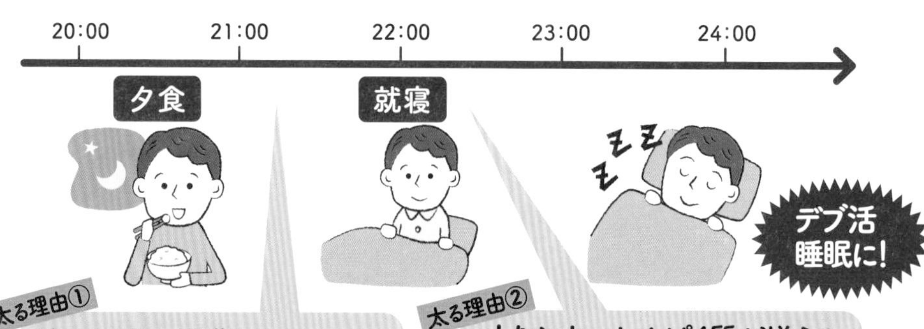

太る理由①

食べた分を消費しない

夕食を食べたあとはせいぜい入浴するくらいの活動しかしないでしょう。それでは夕食に食べた分のエネルギー（特に糖質）は消費されず、就寝中も消費できません。結果、そのまま脂肪となるのです。

＋

太る理由②

太りやすいたんぱく質が増える

夕方から夜にかけて、脂肪細胞に脂肪をため込もうとするBmal1（ビーマルワン）というたんぱく質が増えます。これは22時以降に急増し、寝る前に消費できなかった分のエネルギーを体内にため込みます。

夕食後から朝食までがチャンス

みなさんは朝、昼、夕食のうち、最も食事の量が多いのはいつですか？ 大半の方が夕食でしょうか。

実は、夕食後から朝食までの間は、日中よりも活動量が少なく、摂取したエネルギーを消費できない人がほとんどです。そうすると、余ったエネルギー（特に糖質）は体脂肪になってしまいます。

また食後3～4時間は胃の中の食べ物が消化されておらず、夕食後3時間以内に就寝すると食べ物が食道に逆流してしまいます。特に肥満の方は腹圧が高く、逆流性食道炎を併発している方が多数います。

通常、夕食から朝食までは、絶食時間が長く、1日の中で最も体脂肪が燃焼しやすい時間帯です。また、睡眠中は食欲を感じないので、糖質制限を行いやすい絶好の時間帯でもあります。

私はさまざまな観点から、夕食は糖質を極力控え、就寝の3時間以上前に腹8分目で摂ることをおすすめします。もちろん夜食は論外です。

夕方から寝るまでの理想的な過ごし方

大体寝る時間が同じであれば、そこから逆算して夕食の時間を決めましょう。
また夕方以降は糖質をできるだけ避けることも大切です。

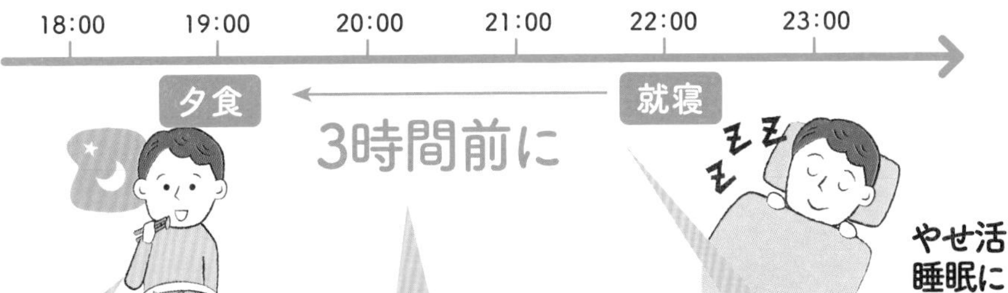

①夕方から糖質NG

夕食はごはんや麺類などをやめ、野菜や魚、肉などのたんぱく質を摂り、糖質摂取を減らすことで就寝中も脂肪が燃えやすくなります。

②夕食は寝る3時間前に

食べてから寝るまで3時間以上あけることで、夕食で摂ったエネルギーをある程度消費して就寝することができ、就寝中は脂肪が燃え、やせやすくなります。また逆流性食道炎の予防にも。

③夜食禁止！

夜食は絶対にダメ。せっかく寝る3時間前によい夕食を摂っても台無しに。誘惑に負けず、早く寝ましょう。

行動療法 - 6

自分の身体データを「見える化」する!

＼ KeyPoint ／

☑自分の身体データを「見える化」して把握

☑食事を記録して、1日の糖質量をチェック

☑体重増減の原因を分析すれば対策できる!

「見える化」を習慣づけるアイデア

体重や糖質量を意識するためには記録することが大切。習慣化するためのアイデアを紹介します。

❶まずは必要なものを出してくる

体重計が押し入れの奥底に眠っている人はすぐに出してきましょう。糖質量をチェックするには、食品の糖質量が記載してある本などを購入するのもよいでしょう。

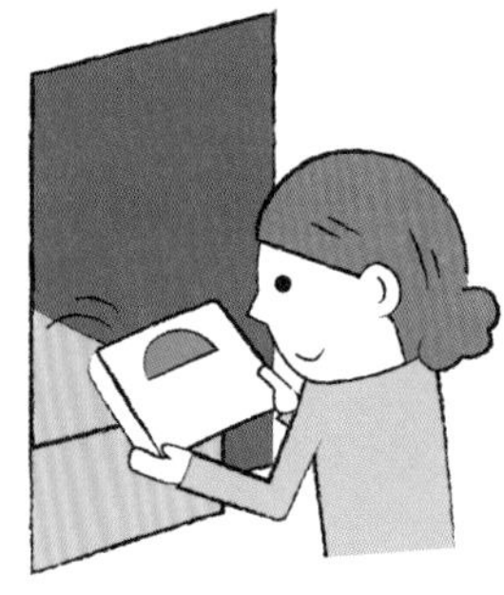

❷体重と食事内容を記録する

体重の変化と食事内容を記録します(P126、127活用)。グラフなどで日々の変化を見ることでモチベーションも維持できます。アプリなどを使うのもいいでしょう。

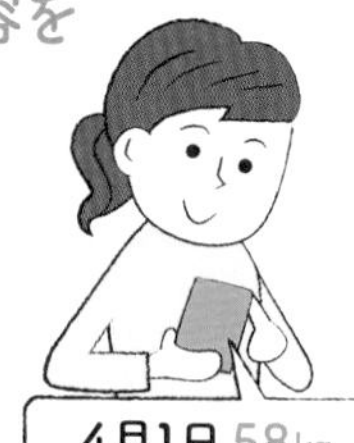

4月1日 58kg

❸目につくところに置いて意識する

体重計や糖質についての本、レコーディングシートなどはリビングや寝室など目につくところに置いて、常に意識しましょう。

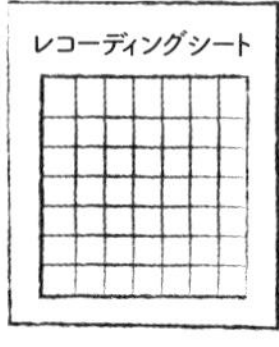

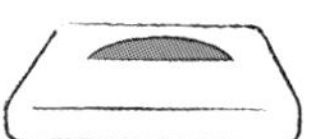

糖質と体重・血糖値の関係を実感する

ダイエットを成功させるうえで、さまざまな身体データを「見える化」することは大切です。まずは、体重チェックをはじめましょう。具体的な方法は、1日2回体重をはかってグラフ化し、飲み会などのイベントがあれば記録して、体重の増減の原因を分析します。体重は日々変化しているのでそれに対する対策を立てられます。すると「飲み会のたびに太る」「スイーツを食べた次の日は体重が増加する」など自分の傾向がつかめます。

食事記録も有効です。食事を記録して糖質量をチェックし、1日の糖質量を計算します。カロリーチェックに比べれば比較的簡単で、糖質を摂りすぎた次の日は体重が増加するなどと、糖質量による体重増減を実感できます。食後1時間の血糖測定もおすすめです（↓P138）。何を食べると血糖値が上がるのか、逆に上がらないかが目に見えてわかり、体重以上に糖質制限の効果を認識できます。

「体重・食事 レコーディングシート」の書き込み方

P126・127の「体重・食事 レコーディングシート」に日々の食事や体重を記録しましょう。

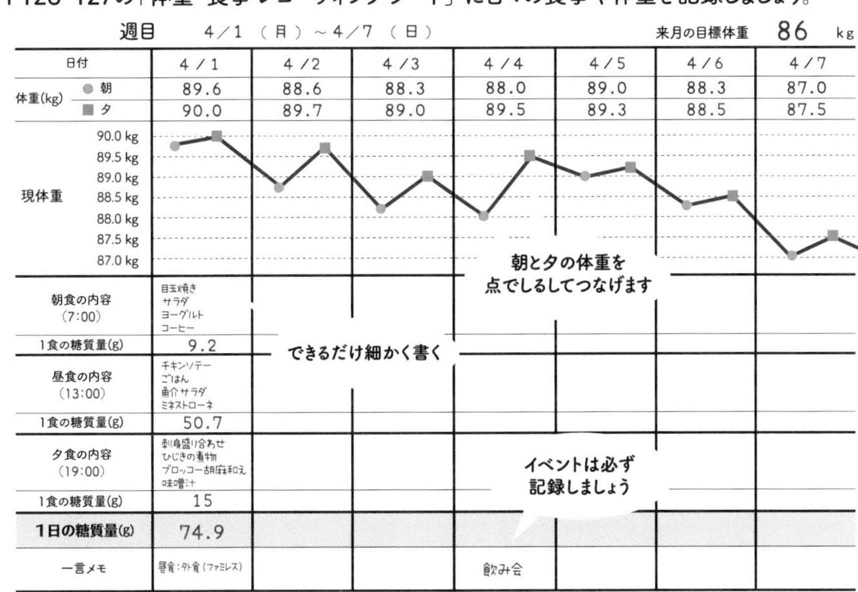

週目　4／1（月）～4／7（日）　来月の目標体重 86 kg

日付		4／1	4／2	4／3	4／4	4／5	4／6	4／7
体重(kg)	● 朝	89.6	88.6	88.3	88.0	89.0	88.3	87.0
	■ 夕	90.0	89.7	89.0	89.5	89.3	88.5	87.5
現体重	90.0 kg / 89.5 kg / 89.0 kg / 88.5 kg / 88.0 kg / 87.5 kg / 87.0 kg							
朝食の内容（7:00）		目玉焼き サラダ ヨーグルト コーヒー						
1食の糖質量(g)		9.2						
昼食の内容（13:00）		チキンソテー ごはん 魚介サラダ ミネストローネ						
1食の糖質量(g)		50.7						
夕食の内容（19:00）		刺身盛り合わせ ひじきの煮物 ブロッコー胡麻和え 味噌汁						
1食の糖質量(g)		15						
1日の糖質量(g)		74.9						
一言メモ		昼食：外食（ファミレス）			飲み会			

週目　／（　）～　／（　）　来月の目標体重　kg

日付	／	／	／	／	／	／	／
体重(kg) 朝							
夕							
kg							
kg							
kg							
kg							
kg							
kg							
kg							
朝食の内容 (　:　)							
1食の糖質量(g)							
昼食の内容 (　:　)							
1食の糖質量(g)							
夕食の内容 (　:　)							
1食の糖質量(g)							
間食の内容 (　:　)							
1食の糖質量(g)							
1日の糖質量(g)							
一言メモ							

体重・食事 レコーディングシート

週目　　／　（　）～　／　（　）　　来月の目標体重　　　kg

日付	／	／	／	／	／	／	／
体重(kg) 朝							
体重(kg) 夕							
kg							
kg							
kg							
kg							
kg							
kg							
kg							
朝食の内容 （　：　）							
1食の糖質量(g)							
昼食の内容 （　：　）							
1食の糖質量(g)							
夕食の内容 （　：　）							
1食の糖質量(g)							
間食の内容 （　：　）							
1食の糖質量(g)							
1日の糖質量(g)							
一言メモ							

※体重は毎日朝、夕2回、同じ時間にはかりましょう。記入方法は125ページを参照してください。

※コピーしてお使いください。B4にする場合は拡大倍率120％、A3にする場合は拡大倍率140%です。

行動療法 -7

筋肉を増やして リバウンドしない体づくり

KeyPoint

- ☑食後の有酸素運動は、血糖降下作用あり
- ☑無酸素運動（筋トレ）による体質改善のすすめ
- ☑運動のみでやせるのは困難。糖質制限と併用で

有酸素運動は血糖値の上昇を抑える

有酸素運動とは

- ややきついと感じるくらいの負荷をかけ、長めに運動を続ける。
- ウォーキング、軽いジョギング、サイクリング、エアロビクス、水泳、なわとびなど

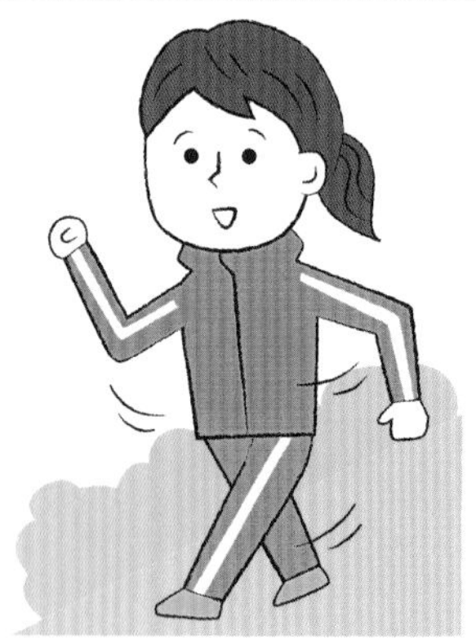

効果

食後の有酸素運動は、糖質が筋肉に取り込まれて使われるので血糖値の上昇を抑える作用がある。

■有酸素運動の消費エネルギー

（体重60kgの人の場合）

普通歩行10分	20kcal
水泳10分	75kcal
自転車20分	65kcal
テニス20分	125kcal
ゴルフ60分	155kcal
軽いジョギング30分	155kcal

健康づくりのための身体活動基準 2013（厚生労働省）

効果的な運動の種類とタイミング

食後30〜60分は血糖値が上昇します。このタイミングの有酸素運動は、血液中の糖質（ブドウ糖）をエネルギーとして筋肉に取り込め、インスリンの分泌を抑えることができます。しかし、運動量の割にはエネルギー消費量は少ないことが多く、なかなか続けるのが難しいのも現実です。ですから減量においては、運動よりも糖質制限を行うことが最も効果的です。

ただし、糖質制限によって減量に成功できたのちに、リバウンドしにくい体に体質改善する目的で無酸素運動（筋トレ）をするのは、とても有効です。というのも肥満の人の大半が、筋肉量が著しく少ないからです。糖質を摂取すると体内でブドウ糖に代謝され、使われなかった分は肝臓や筋肉に蓄えられますが、蓄えられる量には限界があり、余った分は脂肪組織に運ばれて脂肪になります。つまり、筋肉を増やすことで糖を取り込む場所が増え、体脂肪を蓄積しにくい体質になるのです。

無酸素運動でリバウンドしにくい体質に

無酸素運動とは

- 負荷のかかる運動を短時間で行う。
- 筋肉トレーニング（スクワット、ダンベル、腹筋、腕立て伏せなど）、短距離離走など

効果

筋肉を増やすことで、糖質が体脂肪として蓄積しにくい体になると同時に、基礎代謝をアップする。

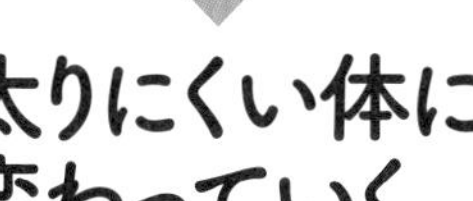

太りにくい体に変わっていく

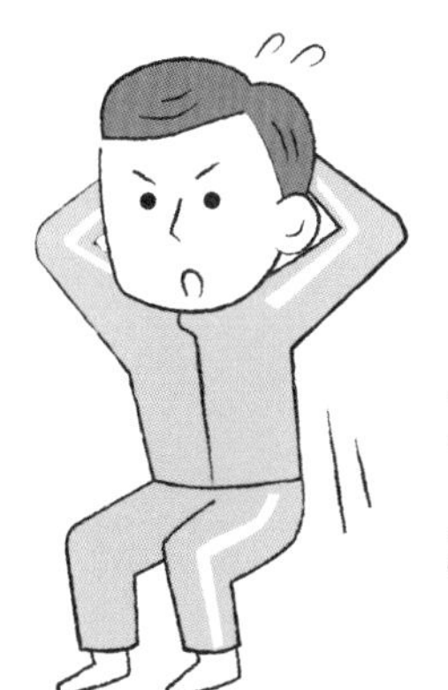

有酸素運動と合わせて行うと、より効果的!!

脂肪がつきにくい体になる！

前川医師が実践！ 筋力トレーニング

筋肉量を増やしてリバウンドしにくい体に体質改善しましょう！

大きな筋肉を鍛える
一番やって欲しい筋トレ

脚引きランジ

回数：交互に10回×3セット

レベル：ノーマル

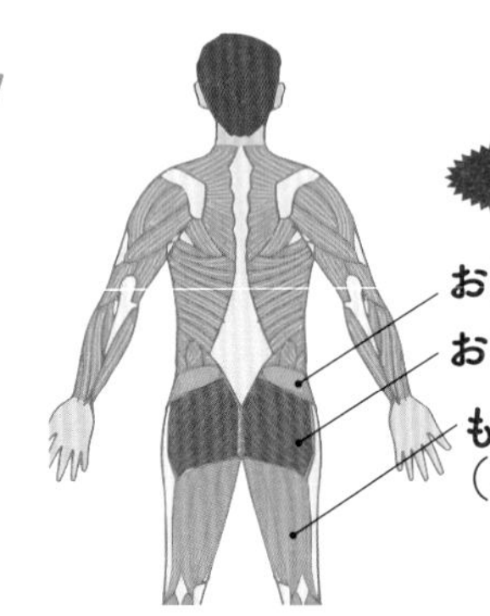

1 脚を腰幅に開き、両手を腰に当てて立つ。右足をうしろに1歩引く。

2 まっすぐの姿勢をキープしたまま、腰を真下へ下ろす。重心は前脚のかかとにのせ、引いた脚に体重はのせない。ゆっくり 1 に戻り、反対側も同様に行う。

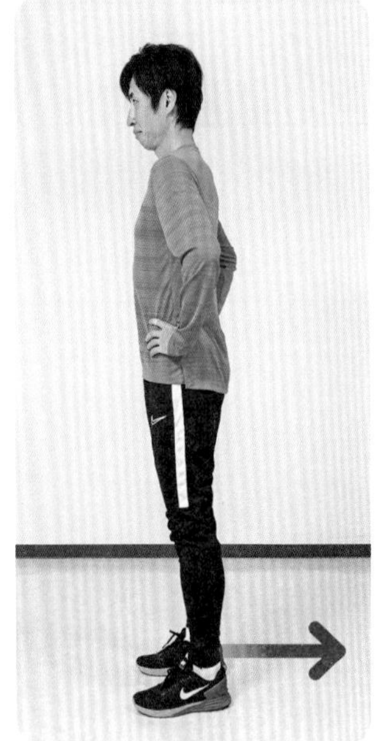

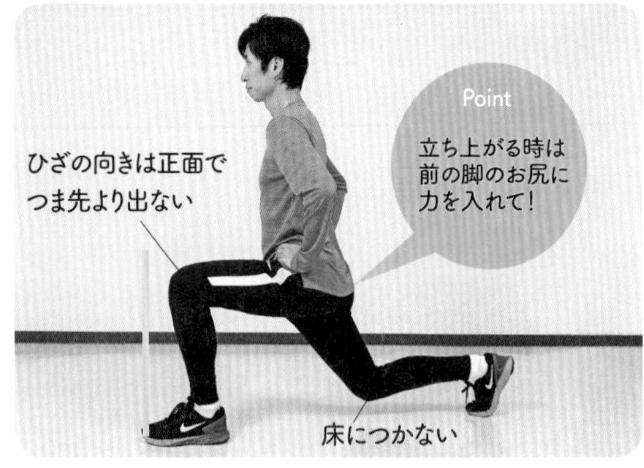

イージーポーズ

イスの背に手を添えるとバランスを取りやすい。ひざに痛みがある人は無理のない範囲で。

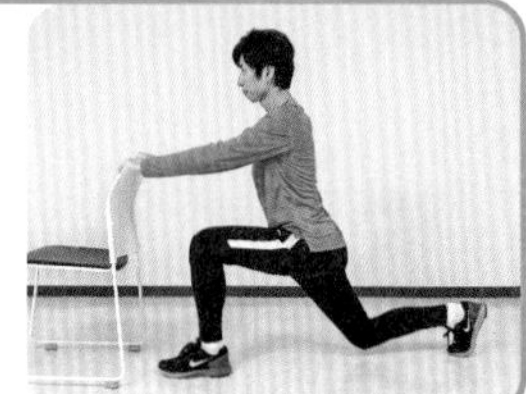

トレーニングレッスン動画

130〜135ページ掲載のトレーニングをYouTubeで公開。動きを確認し、一緒にトレーニングもできます。右のQRコード、もしくは下記アドレスからご視聴ください。

https://www.seitosha.co.jp/toshitsu3109.html

※動画視聴サービスは予告なく終了することがございます。

＼ひざをいたわりながら お尻・内ももに効く！／

ワイド スクワット

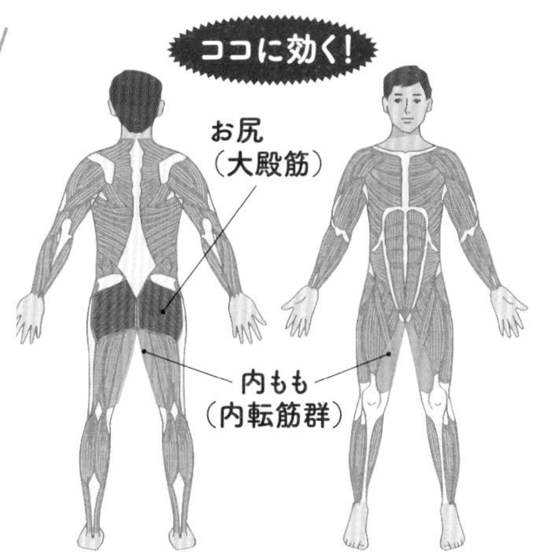

回数：10回×3セット

レベル：ノーマル

1 肩幅より広く脚を広げ、つま先はやや外側（45°）を向く。両腕を胸の前で組む。

2 胸をはった姿勢でお尻をうしろに引いて、ひざを外に向けながら上半身を沈めていく。上半身の姿勢を保ったまま、3秒かけて元の姿勢に戻る。

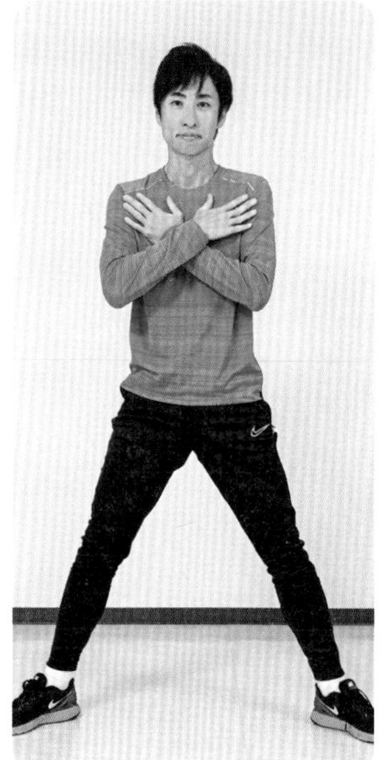

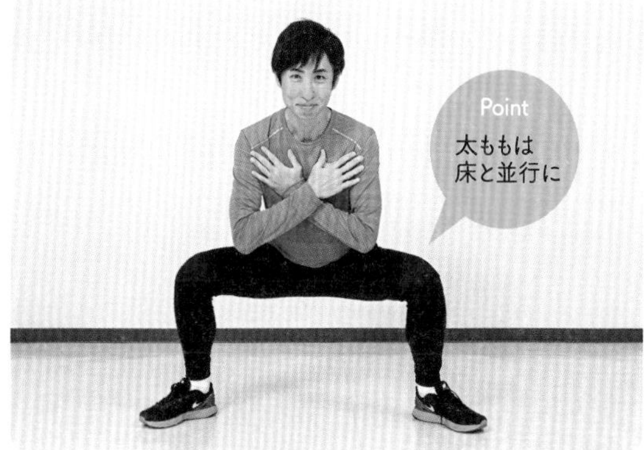

NG ひざが内側に入り背中が丸まっている！

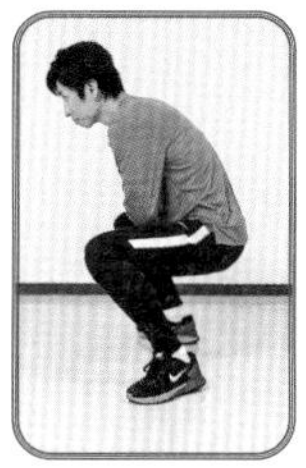

OK

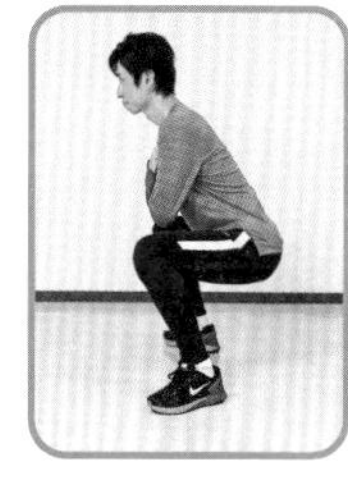

脇腹と下腹を
集中的に鍛える！

イスでツイスト ひざタッチ

回数：交互に10回×3セット

レベル：イージー

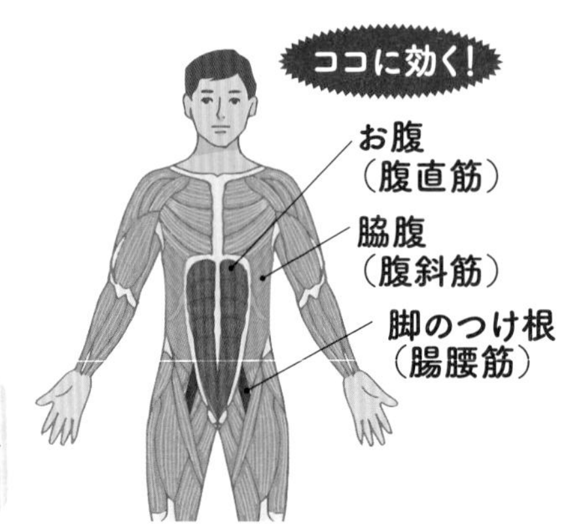

1 イスに浅く腰かけ、胸の前で両手を組む。

2 上半身を右にひねり、右のひざを持ち上げて、右のひざと左のひじをタッチする。

3 1の姿勢に戻り、上半身を左にひねり、左のひざを持ち上げて、左のひざと右のひじをタッチする。

Point
脚をつけ根
から持ち上げる
Point
少し背中を
丸めお腹に
力を入れる

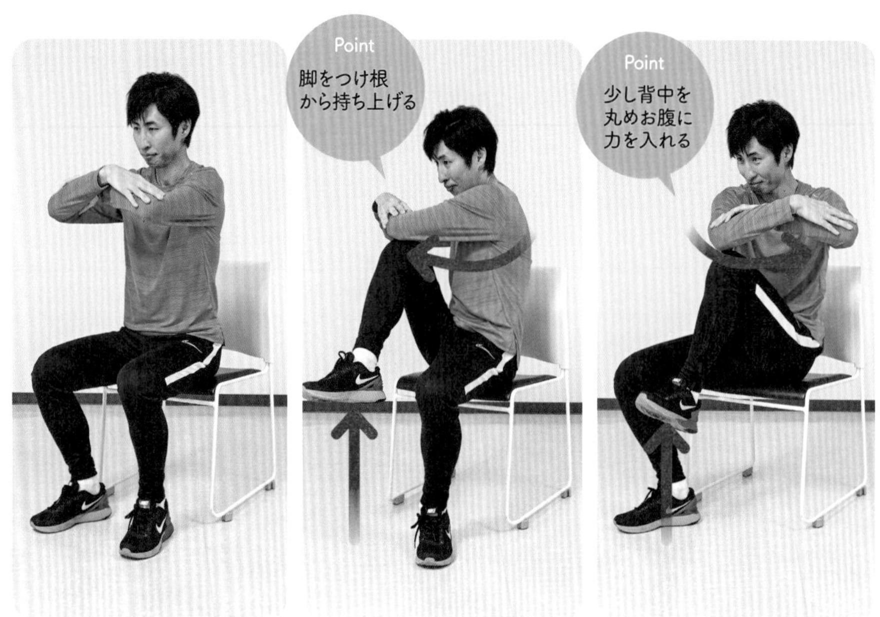

＼大きな胸の筋肉を鍛える！／

胸パカダンベル

ココに効く！

胸（大胸筋）

回数：15回×3セット

レベル：イージー

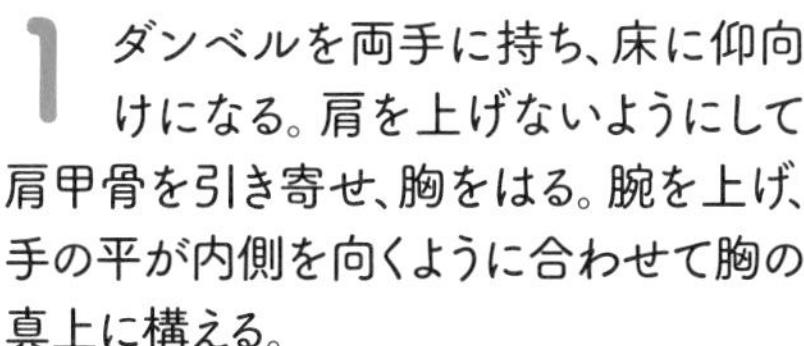

1 ダンベルを両手に持ち、床に仰向けになる。肩を上げないようにして肩甲骨を引き寄せ、胸をはる。腕を上げ、手の平が内側を向くように合わせて胸の真上に構える。

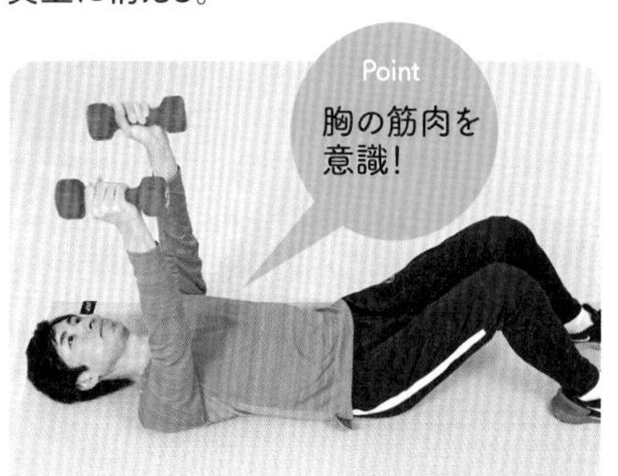

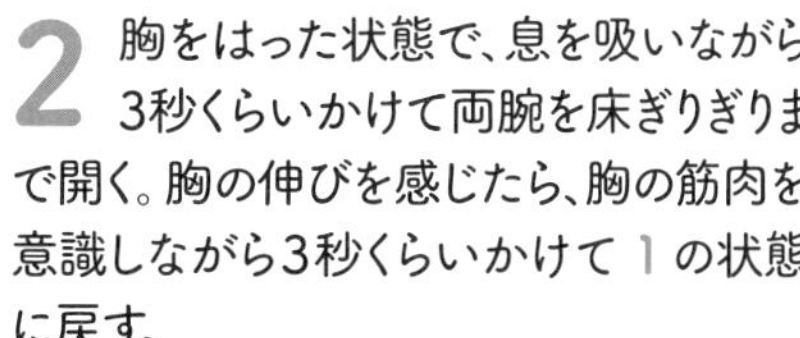

2 胸をはった状態で、息を吸いながら3秒くらいかけて両腕を床ぎりぎりまで開く。胸の伸びを感じたら、胸の筋肉を意識しながら3秒くらいかけて 1 の状態に戻す。

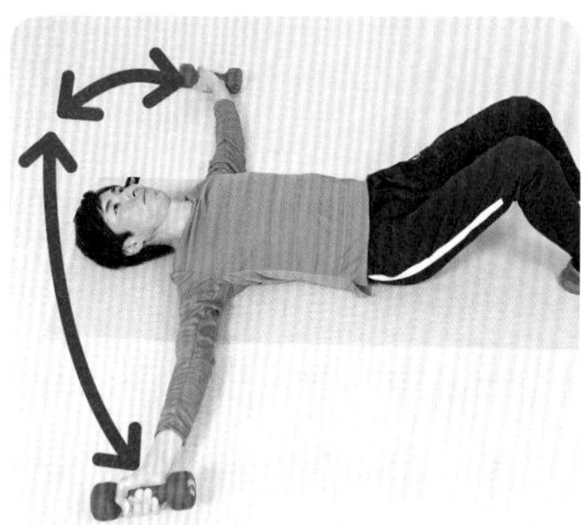

前川 Doctor'sアドバイス

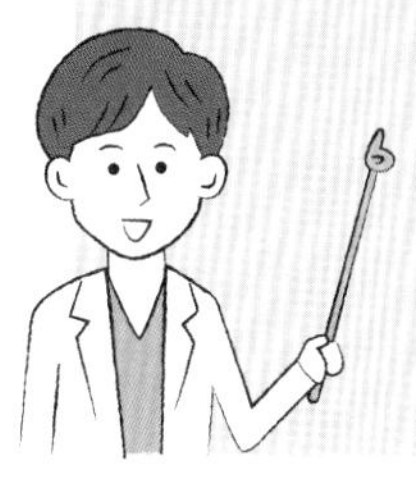

週2～3回、2種類からでOK！

肥満があった方は筋肉量が少ないことが多いので、最初は無理せず、少しずつ量と回数を増やしていきましょう。

呼吸は止めず自然に続けて

力が入ると呼吸を止めてしまいがちです。止めないことを意識して、体に酸素をたっぷり取り込みながら行いましょう。

背中の大きな筋肉を鍛える!

釣り上げダンベル

回数:左右15回×3セット

レベル:イージー

ココに効く!

広背筋

上腕二頭筋

1 左手にダンベルを持ち、右手はイスの背を持つ。左足をやや外側斜めうしろに引き、上体を倒して構える。

2 前を見て背中を丸めないようにダンベルを脇腹まで引き上げ、広背筋をしっかり収縮させる。ゆっくり元の位置に戻す。反対側も同様に。

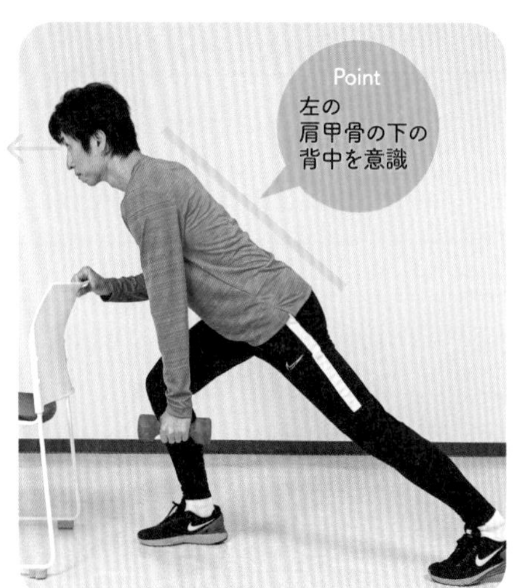

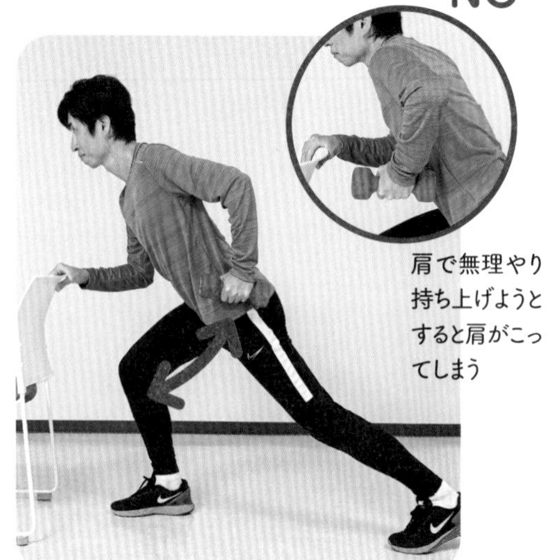

肩で無理やり持ち上げようとすると肩がこってしまう

＼ 脂肪を燃焼させる
褐(かっしょく)色脂肪細胞を刺激！／

肩ロール プランク

回数：交互に10回×3セット

レベル：ハード

ココに効く！

肩の後ろ
（三角筋後部）

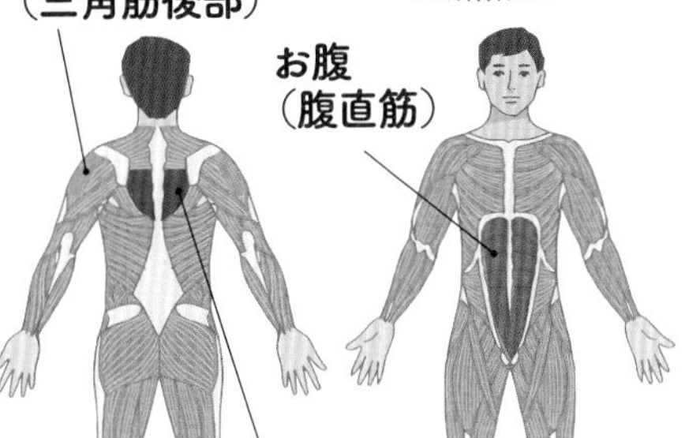

お腹
（腹直筋）

肩甲骨と肩甲骨の間
（僧帽筋中部・菱形筋）

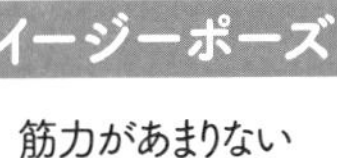

イージーポーズ

筋力があまりない場合は立って行う。壁に両ひじをつけて壁から少し離れ、腕に体重をのせる。片方のひじを真うしろに向けて体をひねり、肩甲骨を寄せる。

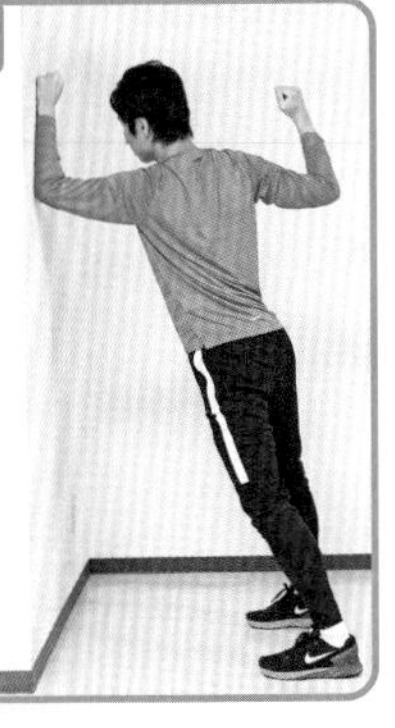

1 両ひじとつま先を床につけ、腰幅に開く。お腹に力を入れ、上半身をまっすぐ伸ばすように保つ（プランク）。

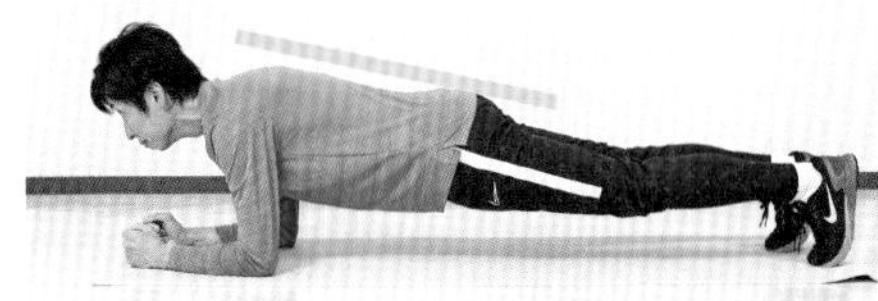

2 1の姿勢を保ったまま、左のひじを天井に向けて持ち上げ、中心軸がぶれないよう体をひねり、肩甲骨を寄せる。

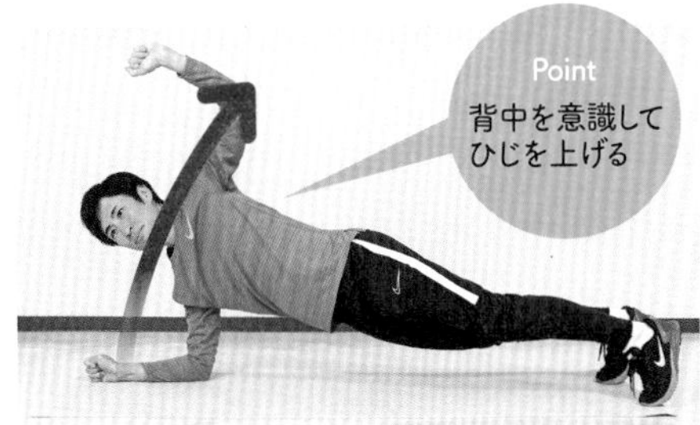

3 ゆっくり 1 の体勢に戻り、反対側も同様に行う。

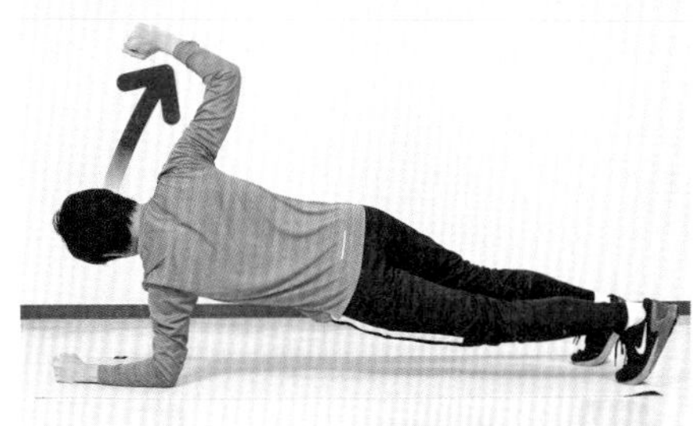

行動療法 - 8

糖質制限　成功の秘訣！

＼ KeyPoint ／

- ☑急な糖質制限で相対的低血糖になることも
- ☑体調不良をきたしたらスローダウンする
- ☑医師の助言、仲間や家族の理解も大切

最初からがんばりすぎないのも大事

糖質制限を一気に行うと陥りがちな状態

栄養不足になりがち

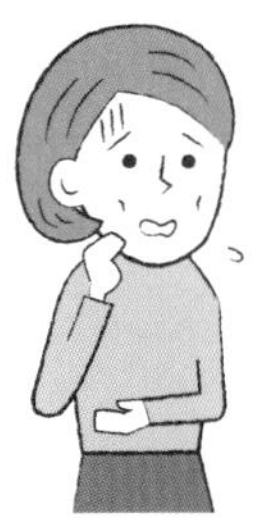

糖質を意識しすぎて、糖質を急にまったく摂らない食生活になると、本来摂るべき分のたんぱく質やビタミン、カルシウムといったほかの栄養素まで不足することがあります。たんぱく質は魚、肉、大豆製品、ビタミンは野菜、カルシウムは小魚などから積極的に摂りましょう。

血糖値が急激に低下する

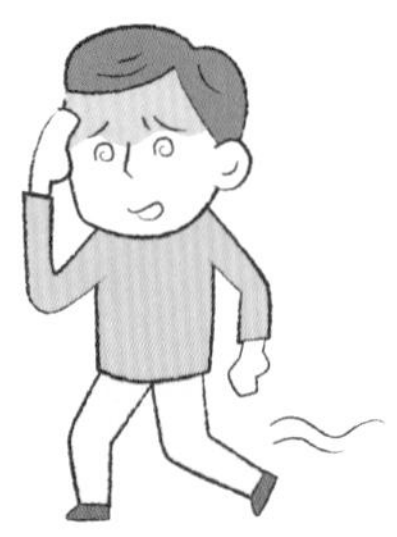

急激に糖質を制限すると、倦怠感や頭痛、めまいなどの症状をきたし、体調不良の要因になることがあります。パート3で述べたように無理せず糖質制限を開始させることが大切です。

糖質制限には仲間と応援団を

糖質制限は継続してこそ意味がありますが、挫折してしまうこともあります。ひとつは極端な糖質制限を一気に行い、体がついていけないケースです。糖質を制限すると普段より血糖値が低くなり、脂質代謝もうまくいかず、エネルギー不足による全身倦怠感、めまい等の体調不良をきたすことがあります。制限前の食事に戻すと体調は戻りますが、それでは元の木阿弥です。段階的な糖質制限を行うことをおすすめします。

もうひとつは、目先の欲求に打ち勝つことができず、糖質を摂ってしまうケース。健康は仕事を含めたあらゆることよりも大切だと認識しましょう。継続するには、健康上の目標設定を行い、医師などに管理してもらうことが有効です。さらに、一人では孤独を感じ、誘惑に負けそうになることもあるので、支え合える仲間を作ってください。家族や職場、友人などの理解を得ることも大事です。

続けられる糖質制限

継続的な糖質制限を行うには、どのような点に気をつければよいでしょうか。

糖質を摂りすぎてしまったら調整できる

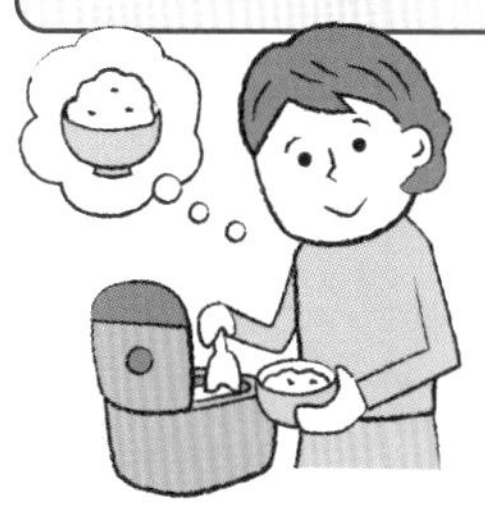

糖質制限中も、少し多めに糖質を摂ってしまったかな、という日があると思います。そんなときは前後の食事の糖質量を減らしてバランスをとりましょう。

どうしても食べたいときはそれだけ食べる

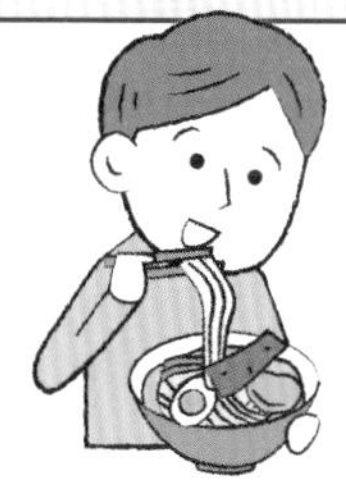

我慢ばかりしているとストレスもたまります。食べたいものがあるときはそれだけ食べるようにして、摂りすぎに注意します。もちろん常習化してはいけません。

仲間や家族が応援してくれる

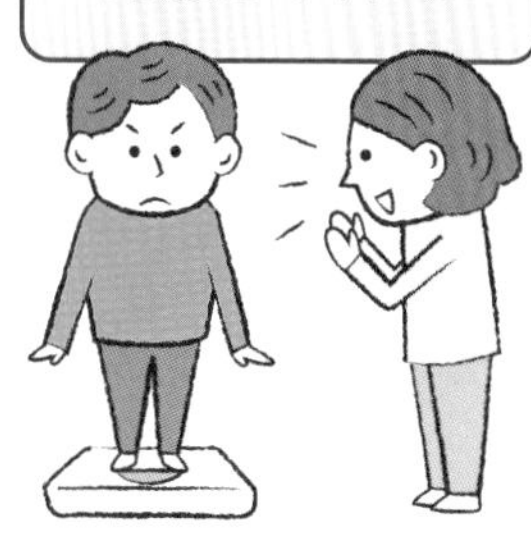

同じ目的意識をもったダイエット仲間の励ましや家族の応援が、長く続けられるモチベーションになります。定期的に外来通院し医師に管理してもらうのも有効です。

血糖値を測定しましょう!

糖質についてきちんと知り、自分の血糖値に関心をもちましょう。
血糖測定機器での血糖値測定がおすすめです。

自宅で血糖値を測ることができると、食品の糖質量と血糖値の関係など、さまざまなことがわかるようになり、体重だけでなく糖質制限の効果を実感できます。今では、自分で簡単に採血できる機器が販売されています。ぜひ購入して測定してみてください。

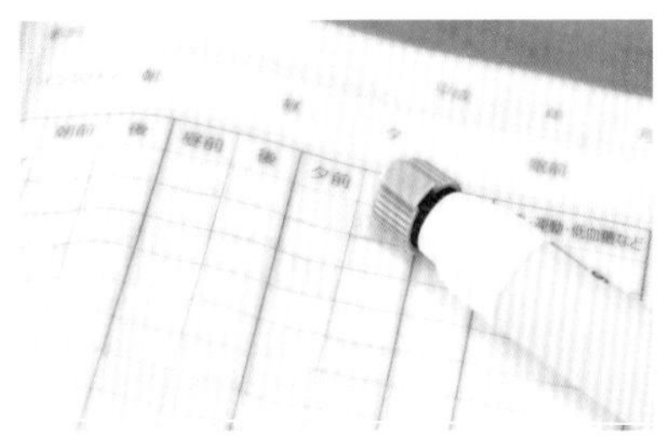

血糖値を測定すると、わかること

1）食後の血糖値

- 「どんな食事をすると血糖値が上がるのか」
- 「どんな食事だと血糖値が上がらないのか」

空腹時血糖値	100mg/dL以下が正常
食後1時間の血糖値	180mg/dL以下が正常
食後2時間の血糖値	140mg/dL以下が正常

血糖値が上昇する食品は太りやすい食品

2）運動後（ウォーキング30分など）の血糖値

- 「どのくらいの運動をすると食後の血糖上昇を防ぐことができるのか」

血糖値測定のQ＆A

Q 血糖値を自分で測定するのはどんな方法ですか？

A 指先や手のひらに小さな針を刺し、米粒よりも少ないごく少量の血を取って測定します。最近ではセンサーを体に装着して血糖測定器を近づければ、24時間いつでもどこでも数秒で血糖値が測定できる「FreeStyleリブレ（アボットジャパン合同会社）」という便利なものも発売されています。自分で測定してみたいと思う人は、主治医や薬局の薬剤師さんに相談してみてください。

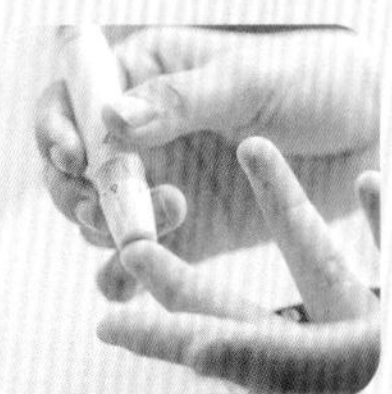

PART 5

糖質Q&A

糖質制限カウンセリング

Q1 糖質制限は危険じゃないの？

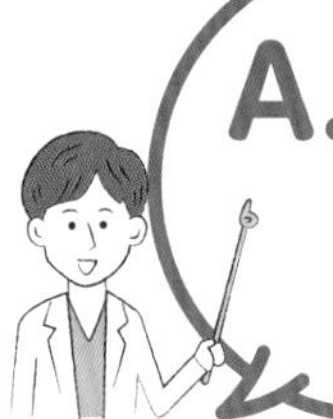

A.糖質の代用に魚・肉・大豆製品をバランスよくとれば大丈夫！

「糖質制限には健康リスクがある」と主張する論文は確かに存在しますが、そのほとんどがモルモットを用いた研究で、糖質制限をしつつ必要なエネルギーを補うために脂質を多量に摂取させているものが多く、なかには食事の6割を脂質が占めているものもありました。

脂質6割というのは、毎食かなりの肉類を食べないと達成できない数字です。脂質を多く摂る人は食べすぎということが多いので、結果糖質も摂りすぎてしまうと思います。

また、2010年アメリカで10年以上糖質制限を行った人を対象にした調査では、糖質の代わりに、動物性食品の摂取が多い群では死亡率が上昇したものの、植物性食品の摂取が多い群では死亡率が減少したという結果が報告されました。つまりこの研究では、糖質制限が危険というよりも、糖質の代用として肉類ばかりを摂取することが危険ということを示していると考えます。その情報がなぜか日本では、糖質制限を長期に行うのは危険と伝わってしまったようです。

アメリカでは、2019年に糖尿病の食事療法として、糖質制限が最も有効だと推奨されています。ただし、元来人間は雑食であり、魚、肉などの動物性食品と大豆や大豆製品などの植物性食品のバランスには、気を配るべきです。

Q2 糖質制限、ずっと続けていいの？

A. 継続していくことで肥満や糖尿病の再発予防にもなります！

正しく糖質制限を続けていくと、大半の方が半年〜1年以内に減量に成功します。すると内臓脂肪量が減り、糖尿病、高血圧、脂質異常症、高尿酸血症、脂肪肝などの生活習慣病は改善傾向を示します。これまで生活習慣病の薬を飲んでいた人も、ほとんど薬を飲まなくてもよい状態になります。ただし、元の食生活に戻してしまうと体重も戻り、生活習慣病も再発してしまいます。いつまでというのはなく、一生続けていくものと考えてください。

「ずっと続けて大丈夫？」という質問を受けることもありますが、私は問題ないと考えます。糖質は活動量に合わせて摂り、消費エネルギーを補充する栄養素であることを考えると、現代人の少ない活動量では糖質制限は継続すべきです。むしろ、糖質にまみれた食生活を継続し、肥満や糖尿病が持続することの方が問題です。

糖質制限の第一人者、江部康二先生はご自身も糖尿病で20年以上糖質制限を実践されていますが、健康面での問題は特にないようです。

糖質制限による減量に成功すれば、体重や血糖値が悪化しない程度に、人生の楽しみとして、ごくたまに糖質の多い食べ物を食べるのはよいと思います。あくまで節度を保った上での話ですが。

Q3

便が出なくなりました。糖質制限を続けて大丈夫？

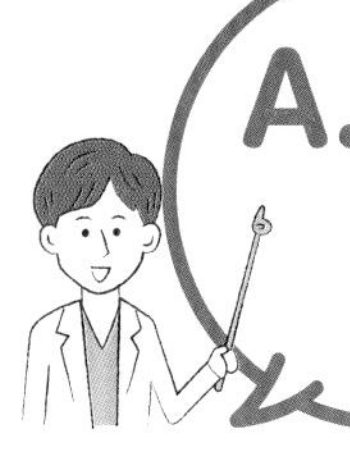

A.腸内環境の変化！継続して腸内環境を安定化させましょう。

糖質制限をはじめると、2~3割の方が便秘の症状を認めます。食生活の変化に伴う腸内環境の変化が大きな原因と考えられますが、数か月すると腸内細菌が食生活の変化に慣れ、大半の方は便秘が改善します。

また、これまで主食の炭水化物を多く摂取していた方は、糖質制限により食物繊維が不足して便秘になることがあります。この場合は、ごはんやパンなどの炭水化物を減らした分、ブロッコリーやキャベツなどの野菜やきのこ類で食物繊維の摂取量を増やすと便秘が改善するケースが多いです。運動量を増やしたり、筋トレ（→P130）で腹筋を鍛えるのも有効です。

一方、元々便秘の方が糖質制限をして症状が強くなってしまうことがあります。腸内環境が整うまでは食物繊維の摂取量を増やしても改善がみられないことも多く、一時的に便秘薬の服用なども考えた方がよいでしょう。糖質制限で便秘が悪化した人は、かかりつけ医に相談してみてください。

便秘になったからといって、ごはんなどの炭水化物を元通りに食べてしまう人がいます。そうすると、便通はよくなりますが、体重や血糖値も元に戻ってしまいます。

便秘になっても、糖質制限は中断せず、食物繊維の摂取量を増やすなどの対応をし、糖質制限を継続することが重要です。

Q4 風邪をひいたら、糖質制限はどうする？

A. 病気のときも糖質は控えて、たんぱく質と水分をたっぷりと！

風邪をひいたときや体調の悪いときの定番といえば、お粥やうどんではないでしょうか。ただ、これらには糖質が多く含まれています。糖質は非常食とこれまで再三述べてきましたし、「糖質制限中でも、病気のときくらいはいいですよ」といいたいところですが、それをきっかけになし崩しに糖質を解禁してしまい、糖質制限に失敗したケースもあります。

お粥やうどんは消化がよく、胃腸にやさしいというメリットがある一方で、栄養バランスは糖質に偏っています。体調が悪いときに大切なのは、水分とたんぱく質です。おすすめは、消化がよく、たんぱく質が多く含まれる卵、豆腐、白身魚が入ったスープです。なお、野菜の食物繊維は消化に悪いので少量にしましょう。

入院患者さんへのお見舞いの定番の果物もお菓子と同様に、常習性・中毒性があり、病気をきっかけとして、果物を摂りすぎて体重が増加するケースもあります。

病気になって太るというのは不思議な気がしますが、ダイエット外来ではよく見かける現象です。

糖質制限中の方は、やはり病気のときにも糖質を控えるのが賢明です。体調不良で食事を作ることができないときには、プロテインを利用するのも一つの手です。

Q5 糖質制限でやせなくなった。どうして？

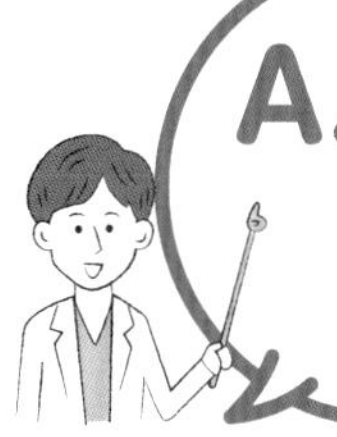

A. 無意識の間食や便秘はない？倹約遺伝子をもつ場合も。

大半の人は糖質制限でダイエットに成功しますが、なかにはダイエット効果が乏しい人がいます。考えられる原因は、無意識のうちに糖質を摂っている場合です。職場で人からおやつをもらったり、味見で糖質の多いおかずをちょこちょこ食べたり、運動中にスポーツドリンクを飲んだりするケースです。糖質をたびたび摂取することで、肥満ホルモンであるインスリンの追加分泌が頻繁に起こってしまうため、体脂肪（特に内臓脂肪）が燃えてくれません。

また便秘もダイエットの大敵です。重度の便秘の場合は、糖質制限をどんなにがんばっても効果が出にくくなります。食物繊維の量を増やすか、医師に便秘薬を処方してもらい、排便状態を改善することで減量につながると思います。

糖質制限もきちんとできていて、便秘もないのに減量できない人は、おそらく倹約遺伝子をもち、エネルギーを消費しにくく脂肪をためやすい体質の人で、全体の1割くらいいます。この場合は、糖質に加え脂質などの摂取カロリーも減らす必要があります。ただしたんぱく質やビタミン、ミネラルまで減らすと健康障害を起こすことがありますので、こういった方はダイエット専門医の指導のもと、減量することをおすすめします。

Q6 忙しいときの糖質制限の方法は？

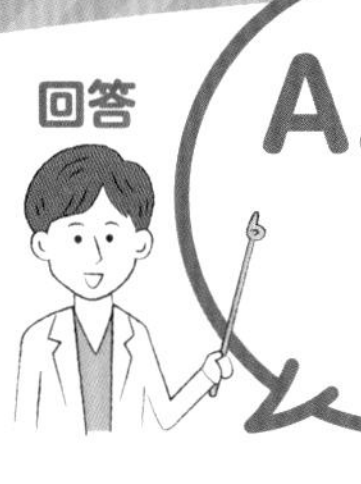

A.無理して食べない、を念頭に。プロテインへの置き換えも一案。

出勤前の朝食や勤務中の昼食など、食事の時間がとれない場合、朝食はふりかけごはん＋味噌汁やパン＋牛乳＋果物、昼食はコンビニおにぎり、サンドイッチ、菓子パン、カップ麺の組み合わせといった、手軽にとれる糖質に偏った食事になることが多いのではないでしょうか。

朝食や昼食での糖質制限を行うには、極論をいえば忙しいときは無理して食べなくてもOK。絶食は究極の糖質制限だからです。しかし、それではお腹がすいてしまう、あるいは毎日のことで栄養不足が心配だという人もいるでしょう。料理ができる状況なら、短時間で簡単にできる糖質制限レシピもあります。私が監修した『10分で2品！やせる糖質オフレシピ』（西東社）をぜひ参考にしてみてください。

料理する時間がないという人には、プロテインによる置き換えダイエットがおすすめです。糖質と脂質を減らし、たんぱく質を多く含む優秀なダイエット食で、腹持ちがよいという利点があります。さまざまな種類のプロテインが販売されていますが、食事に必要な栄養素が少ない筋力増強用のプロテインは置き換えダイエットにはおすすめできません。栄養補助食品として販売されている、糖質が少なく栄養バランスのよいものを選びましょう。味や成分もいろいろあるので、自分に合うものを見つけてください。

Q7 糖質を摂りすぎたときはどうする？

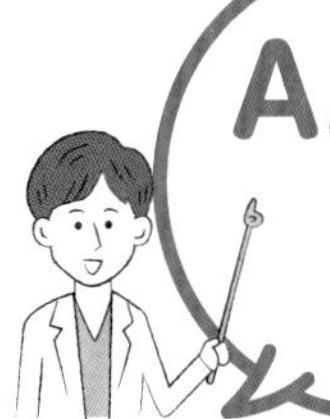

A. 糖質解禁は月に2回以下に。その前後で糖質の調整を。

糖質制限をはじめた当初は、体重が減少して体調もよくなり、モチベーションが高い状態ですので、糖質はもう摂らなくても大丈夫と思うかもしれません。しかし、元来糖質が好きな方は、糖質制限をしてある程度時間が経過すると、たまにはスイーツやラーメンなど糖質を摂りたいという衝動にかられることでしょう。

重度の糖尿病ではなく、ある程度糖質制限をして健康体になったのなら、人生の楽しみとして、ときには糖質の多い食事をとってもよいと思います。内臓脂肪が減少して、インスリン機能が回復していれば、ごくたまに多少の糖質を摂ったくらいでは問題ないと私は考えています。

ただし、その前後で糖質量を減らして、2〜3日で糖質量を調整することが大切です。もちろん調整するからといって、週に何回も糖質を摂りすぎてはいけません。糖質制限をゆるめる日は月に1回か2回以下と決めるようにしてください。一番いけないことは糖質摂取を常習化していた生活に戻してしまうことです。

一方、意志が弱く、一度でも糖質を摂ったなら、糖質への欲求が復活して、糖質摂取が常習化してしまう恐れのある極度の糖質中毒の方は、徹底的に糖質を遠ざけることをおすすめします。

理解度チェックテストの解答と解説

42ページ
PART1 基礎知識　糖質について知りましょう

問1　**B　C　D**
Aはたんぱく質のこと。　→**P14**

問2　**糖質(炭水化物)　たんぱく質　脂質**　→**P14**

問3　**B　D**　→**P16**

問4　**糖質中毒　アルコール中毒　ニコチン中毒**　→**P20**

問5　**A　B　C　D**　→**P22**

問6　**C　D　E　F　I**　→**P14、28、38**

問7　**A　D**　→**P14、32、34**

76ページ
PART2 糖質と「体」　糖質と肥満・糖尿病の密な関係

問1　**A　C**
BMIの求め方は、体重(kg)÷身長(m)÷身長(m)
BMI25以上で肥満と診断される　→**P44**

問2　**B→A→D→C**　→**P48**

問3　**E**　→**P54**

問4　**A　B　C**　→**P60**

問5　**B**　HbA1cは過去1〜2か月の血糖状態を把握できる数値　→**P64**

問6　**糖尿病性神経障害、糖尿病性網膜症、糖尿病性腎症**　→**P66**

問7　**C　D**
LDLコレステロールが悪玉コレステロール、HDLコレステロールが善玉コレステロールである　→**P70**

糖質制限体験談 1

膝に水がたまり、減量を決意！

（三瓶めぐみさん 年齢38歳 ／ 身長161cm）

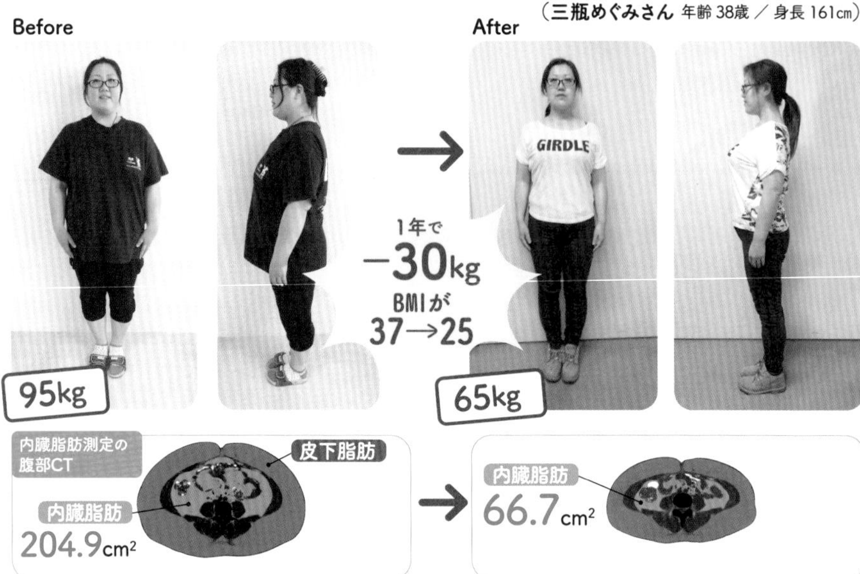

教えて！食生活

自炊がほとんどですが、週に2回ほど外食しています。

Q ヘビロテメニューはありますか？

A おでんがおすすめです！ 低糖質のこんにゃく多めでよく作ります。

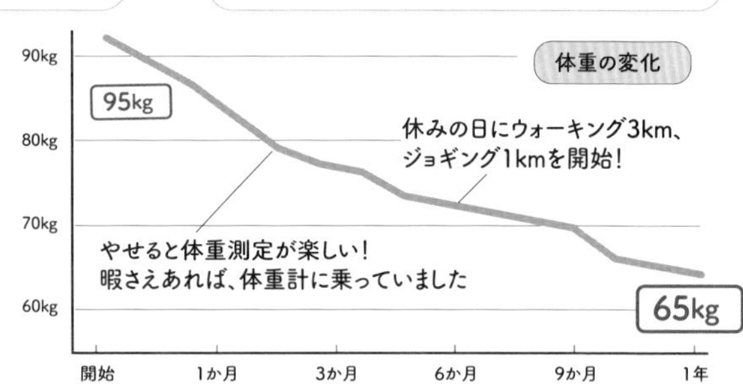

糖質制限は、ダイエットなのにお腹いっぱい！

膝に水がたまってしまい、整形外科の医師から「水は抜くとクセになるから、体重管理を！」といわれて一念発起！ 糖質制限をはじめる前は魚料理が苦手だったのですが、食生活を改善し、魚も食べるようになり、好き嫌いがなくなりました。カロリー制限よりもお腹いっぱい食べられるのが糖質制限のよいところだと思います。外食も、おでんや焼き鳥があるお店なら大丈夫です！ 私は月1回、着たいと思っている服に袖を通して、ダイエットのモチベーションを保つことで、続けることができました。

ひざの痛みがなくなり、体がとても軽いです。目標体重まであと5kg落としたいと思います。

前川Doctor's カルテ

内臓脂肪の値が1年で204.9cm²→66.7cm²と低下しています。おかず中心の食生活に切り替え、お菓子も極力控えていることが元の体型を取り戻せた秘訣ですね。

糖質制限体験談 2

靭帯損傷の激痛が減量で改善！

（**宮下慎一さん** 年齢 50歳／身長171㎝）

Before　　　　　　　　After

102kg → 62kg

1年5か月で
−40kg
BMIが
35→21

内臓脂肪測定の腹部CT

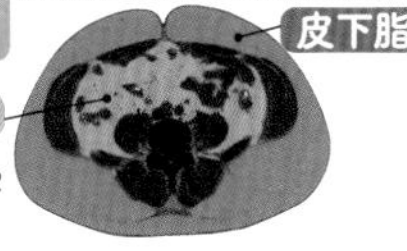

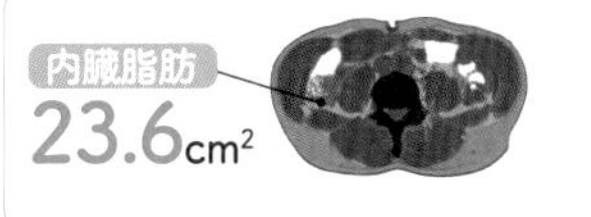

教えて！ 食生活

毎日、ほぼ同じ食生活です。味つけは、塩・しょうゆ・マヨネーズのみにしています。

朝　朝食は豆腐と野菜サラダ。

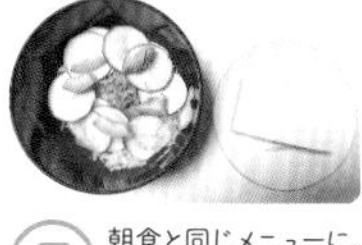

昼　朝食と同じメニューに、サラダチキンと魚をプラス。

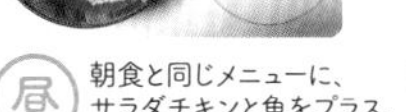

夜　朝食と同じメニューに、鮭のホイル焼き、みそ汁をプラス。

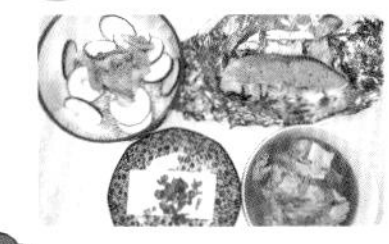

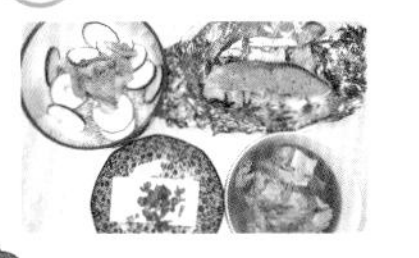

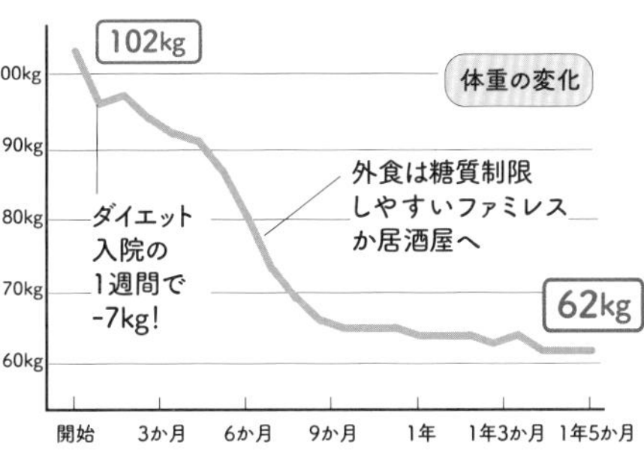

糖質制限ダイエットで初のリバウンドなし

麺・米・パンなどの炭水化物が大好きで靭帯損傷してしまい整形外科医から「やせるなら今しかない」といわれて決心！　変形性関節症もあるので、カロリー制限をしたことがあります。ある程度の効果は出たものの、すぐにリバウンドしてしまいました。糖質制限は、リバウンドしません！

糖質制限の中でも、具体的に何を食べると、自分の体重が増えるのか、減るのかを知りたかったので、朝と夜の2回、体重をはかり、食事を記録しました。今は、体重が確実に減ったときの食事をルーティン化しています。やせたことを子どもも喜んでくれているので、体重を維持したいと思います。

前川Doctor's カルテ

内臓脂肪の値が1年で145.0㎠→23.6㎠と低下。皮下脂肪も落ち、まるで別人です。初診時に脂肪肝に伴う肝障害がありましたが、減量後すみやかに正常化しています。

糖質制限体験談 3

肝臓の数値が正常値に戻った！

（松本 悟さん 年齢 38歳 ／ 身長 177cm）

Before

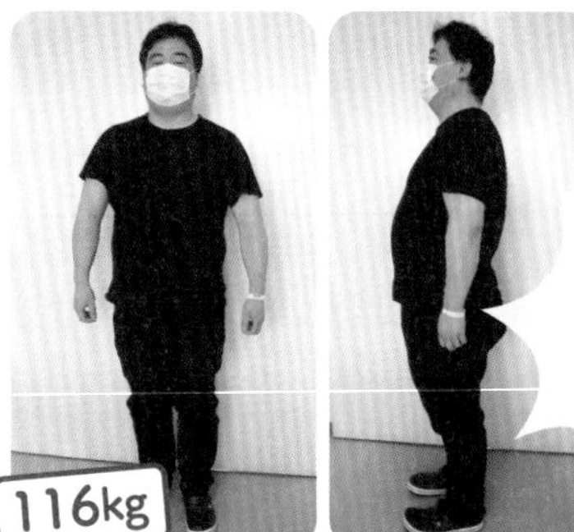

116kg

8か月で −27kg

BMIが 37→28

After

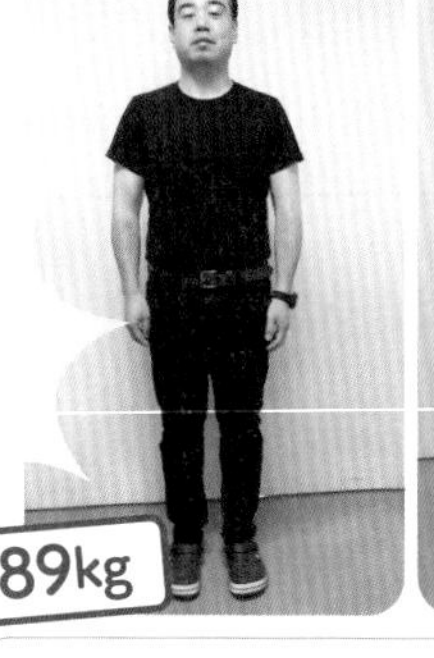

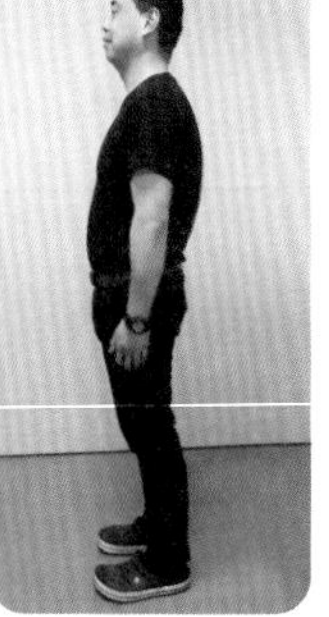

89kg

内臓脂肪測定の腹部CT

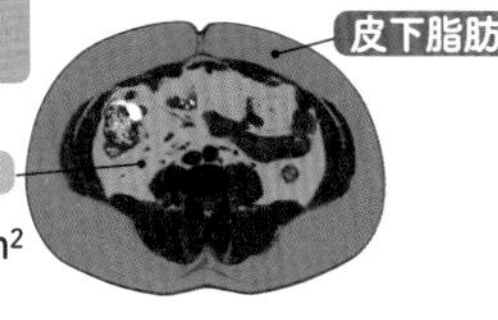

202.8cm²

→

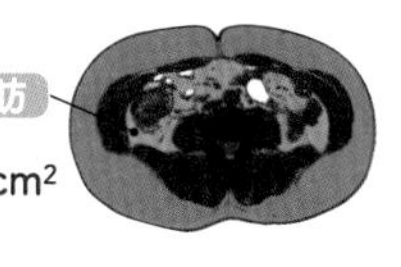

70.7cm²

体重の変化

116kg

110kg

100kg

90kg

初めの数日は食欲との闘い！ とにかくガマン!!

みんなに「やせたね」と言われてうれしい

89kg

開始 1か月 3か月 6か月 8か月

教えて！食生活

昼食も夕食もまかないです。いつものまかないも選び方次第でやせられます。

Q まかないで気をつけていたことは？

A 白飯は食べません！ まかないが丼物や麺類のときは、それ以降の食事で調整しました。

糖質の量は自分でコントロール

不整脈や睡眠時無呼吸のほか、せきなどの体調不良があり、勤務先の社長からダイエットをすすめられました。糖質の多いパンやごはんが大好物で最初はお腹が空きましたが、数日で体が慣れました。仕事柄まかないなので、自炊ができず、糖質制限ができるのか不安でした。実際は食堂で自分で盛る際に、糖質の多いものを避ける、量の調整をするなど、コントロールしやすかったです。ダイエットを宣言していたので人の目があったのも成功の要因だと思います。

やせたおかげで、不整脈や無呼吸が治ってきています。肝臓の数値は正常値になり、体調も全体的によくなりました。

前川Doctor's カルテ

主食の摂りすぎや間食が肥満の原因でしたが外食中心でも食選びに気をつけることで減量に成功できたと思います。無呼吸などの肥満の合併症がなくなったことも朗報です。

糖質制限体験談 4

糖尿病になる前に体を変えられた

（笹岡理恵さん 年齢47歳／身長153cm）

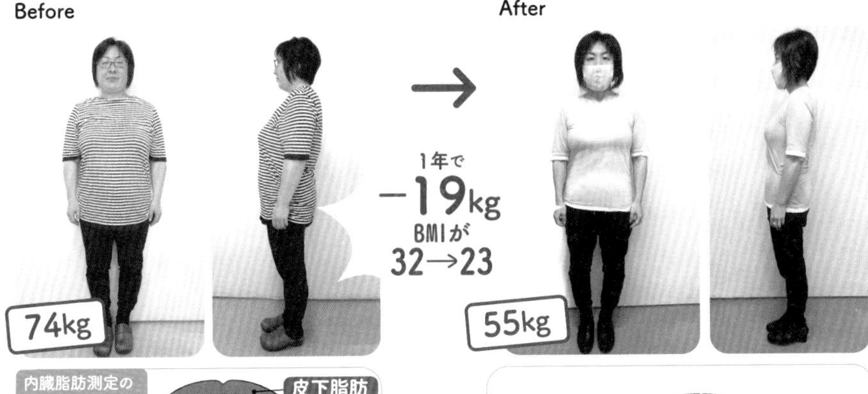

教えて！食生活

自炊がほとんどですが、惣菜などをスーパーで購入することもあります。

Q 総菜選びで気をつけることは？

A 糖質量をチェックし、から揚げ、フライなど衣がついたものは、できるだけ避けています。

Q 自炊で気をつけることは？

A 小麦粉、片栗粉は一切使わず、おからパウダーで代用。料理酒やみりんなどは糖質ゼロのタイプを使っています。

週に1回は飲酒。それでも、やせられる！

若い頃はダイエットして効果が出ましたが、40代になってやせないと実感。自分の姿を見るのが嫌、ヘルニア、ひざも痛い、しかも糖尿病予備群…。大好きなラーメン、パスタ、スナック菓子を思う存分に食べていましたが、一念発起して糖質制限に挑戦しました。炭水化物を食べなくても、肉や魚介、野菜など食べられるものがたくさんあるので、困ることはありませんでした。ただ、大好きなお酒を完全に絶つことはできず、平日にしっかり糖質制限し、週末に1回解禁。それでも減量できました。

やせたら肌の調子もよくなり、人から若返ったといわれるようになり、モチベーション維持につながっています。

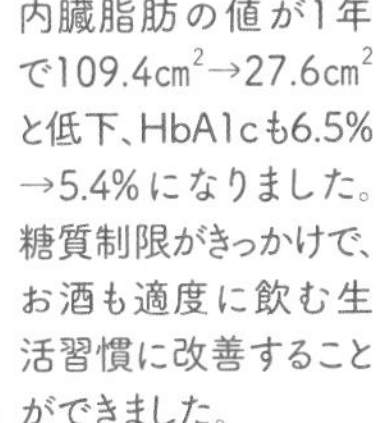

前川Doctor's カルテ

内臓脂肪の値が1年で109.4cm²→27.6cm²と低下、HbA1cも6.5%→5.4%になりました。糖質制限がきっかけで、お酒も適度に飲む生活習慣に改善することができました。

糖質制限体験談 5

重度の肥満が改善して尿酸値が下がった

（M・Tさん 年齢27歳 ／ 身長181㎝）

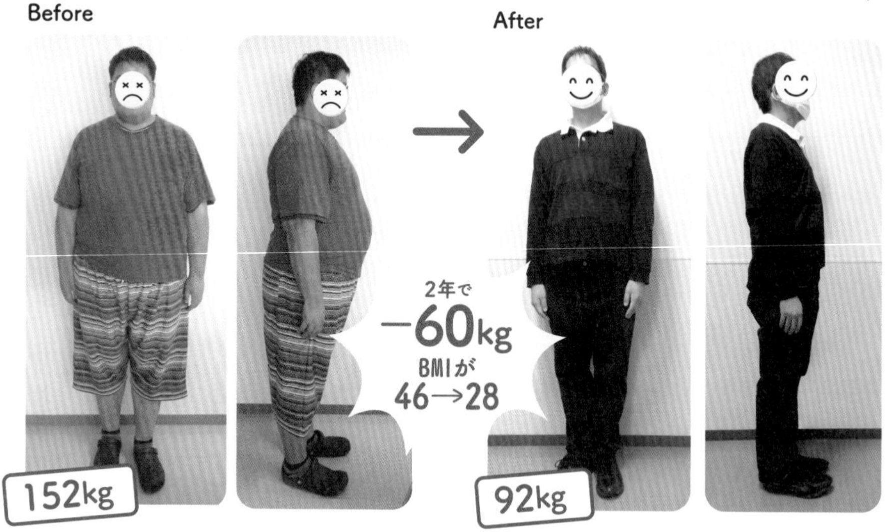

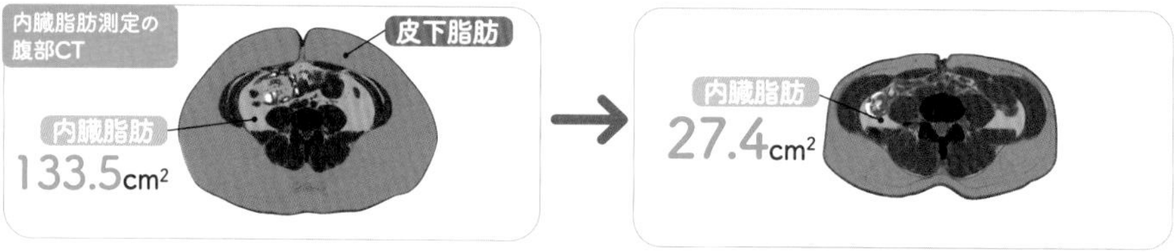

Before

152kg

2年で
−60kg
BMIが
46→28

After

92kg

内臓脂肪測定の腹部CT

皮下脂肪

内臓脂肪
133.5cm²

→

内臓脂肪
27.4cm²

やせることを実感！やる気を持続できます

糖質制限ができるか不安がありましたが、親が心配したことと、自分自身も150kgを超えて焦りを感じてはじめました。1週間実践したら体重が6kg減りました。すぐに効果が出るから、続けることができたと思います。

一日に500㎖のペットボトルで2～3本くらい飲んでいたほど大好きだったオレンジジュースをやめ、無糖のコーヒーや水などを飲んで乗り切りました。今は甘いものが飲みたくなったときは、糖質の少ない、無糖ラテを飲んでいます。

お米も大好きでものすごい早食いだったので、30回噛むために、慣れるまで鏡を見ながら食べるようにしました。噛むクセがつくのでおすすめです。

尿酸値が高く、痛風にいつなってもおかしくないといわれていましたが、数値が改善し、もう少しで正常値になるので、がんばります。

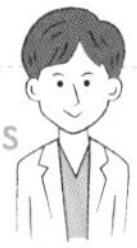

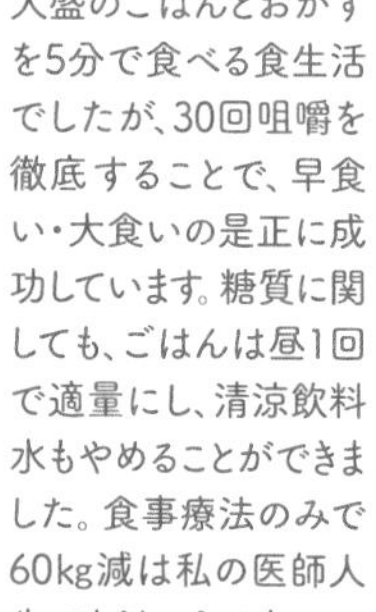

前川Doctor's
カルテ

大盛のごはんとおかずを5分で食べる食生活でしたが、30回咀嚼を徹底することで、早食い・大食いの是正に成功しています。糖質に関しても、ごはんは昼1回で適量にし、清涼飲料水もやめることができました。食事療法のみで60kg減は私の医師人生でもNo. 1です。

体重の変化

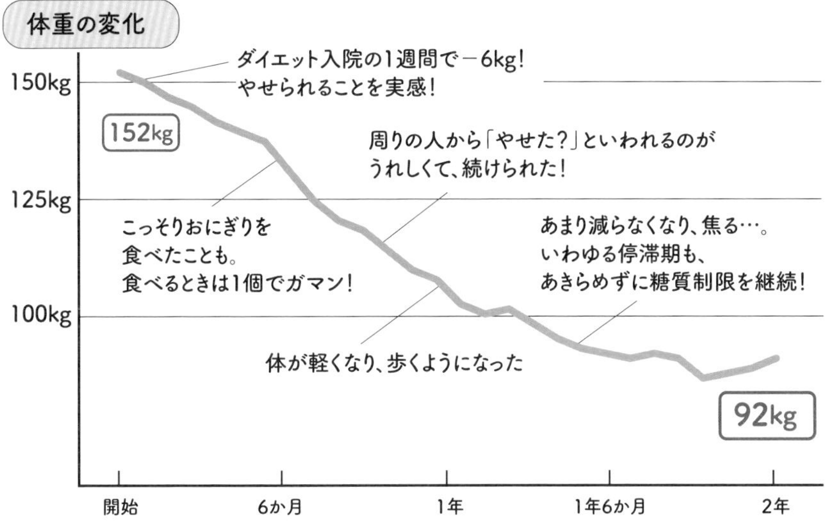

教えて！食生活

3食すべて手作りです。糖質制限食は、お腹いっぱい食べられます。

朝

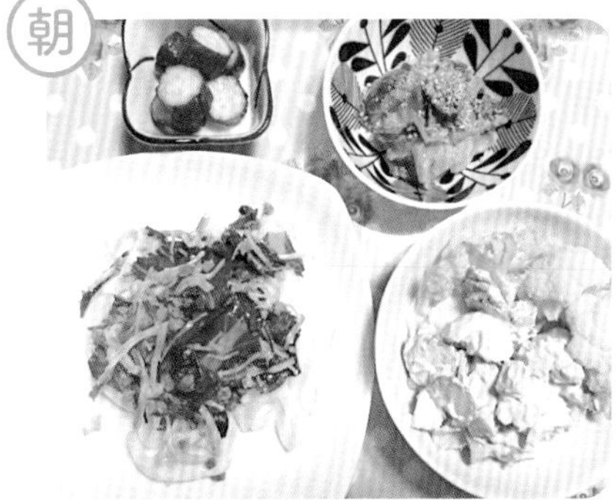

朝食は卵料理と野菜が中心。

昼

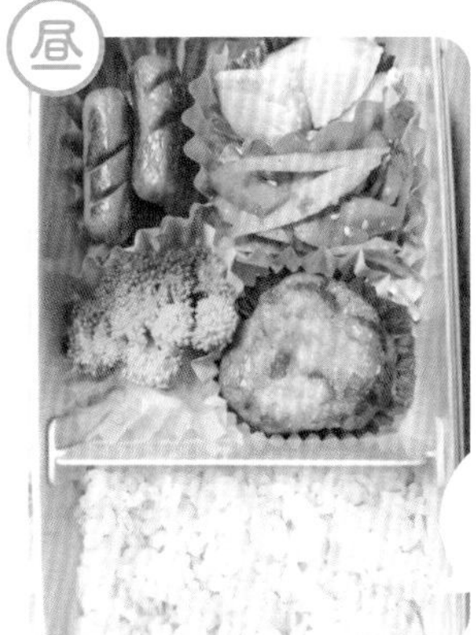

糖質オフのおかずたっぷりのお弁当でストレスなし！ ごはんはもち麦入りで、食物繊維を摂るように工夫。ごはんは1食120～150gに。

ごはんは、昼食のみOK！

夜

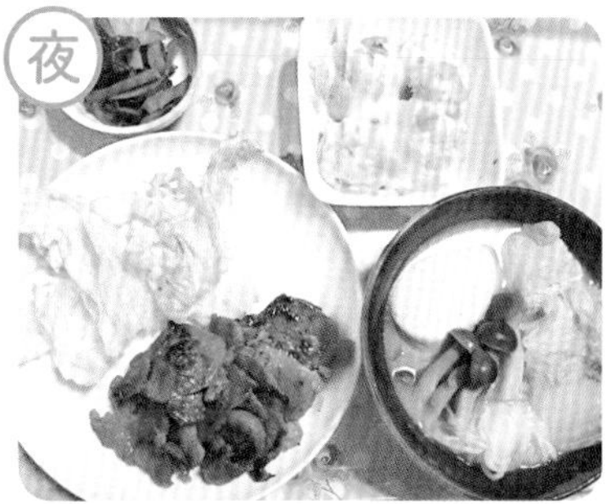

肉ばかりに偏らないように、魚介や豆腐、野菜も組み合わせてバランスよく！

食品100gあたりの 糖質量リスト

※「日本食品標準成分表2021年版（八訂）」に準じています。
※糖質、たんぱく質、脂質、塩分（食塩相当量）は小数第2位を四捨五入して小数第1位を表示し、カロリー（エネルギー）は小数第1位を四捨五入しています。
※「Tr」は成分が含まれてはいるが、最小記載量に達していないことを示します。
「0」は食品成分表の最小記載量の1/10未満、または検出されなかったことを示します。

食品名	糖質 g	エネルギー kcal	たんぱく質 g	脂質 g	塩分 g
ベーコン	0.3	400	12.9	39.1	2.0
コンビーフ（缶詰）	1.7	191	19.8	13.0	1.8
ロースハム	2.0	211	18.6	14.5	2.3
サラミ	2.9	335	16.9	29.7	2.9
ウインナーソーセージ	3.3	319	11.5	30.6	1.9
ビーフジャーキー	6.4	304	54.8	7.8	4.8
魚介					
かつお	0	108	25.8	0.5	0.1
かれい	0	123	19.9	6.2	0.2
さば	0	211	20.6	16.8	0.3
すずき	0	113	19.8	4.2	0.2
たちうお	0	238	16.5	20.9	0.2
ひらめ	0	94	20.0	2.0	0.1
金目鯛	0	147	17.8	9.0	0.1
銀だら	0	210	13.6	18.6	0.2
桜えび（ゆで）	0	238	16.5	20.9	0.2
あじ	0.1	112	19.7	4.5	0.3
あゆ	0.1	93	18.3	2.4	0.2
いか（するめ）	0.1	76	17.9	0.8	0.5
えび	0.1	78	18.7	0.4	0.6
かます	0.1	137	18.9	7.2	0.3
かんぱち	0.1	119	21.0	4.2	0.2
さわら	0.1	161	20.1	9.7	0.2
さんま	0.1	287	18.1	25.6	0.4
しらす干し	0.1	113	24.5	2.1	4.2
たこ	0.1	91	21.7	0.7	0.6
たら	0.1	72	17.6	0.2	0.3
まぐろトロ	0.1	308	20.1	27.5	0.2
まぐろ赤身	0.1	115	26.4	1.4	0.1
めかじき	0.1	139	19.2	7.6	0.2
塩鮭	0.1	183	22.4	11.1	1.8
甘えび	0.1	85	19.8	1.5	0.8
真鯛	0.1	160	20.9	9.4	0.1
生鮭	0.1	124	22.3	4.1	0.2
いわし	0.2	156	19.2	9.2	0.2
毛がに（足・ゆで）	0.2	78	18.4	0.5	0.6
えび（ブラックタイガー）	0.3	77	18.4	0.3	0.4

食品名	糖質 g	エネルギー kcal	たんぱく質 g	脂質 g	塩分 g
肉類					
鶏皮	0	474	6.6	51.6	0.1
鶏ひき肉	0	171	17.5	12.0	0.1
鶏もも肉（皮なし）	0	113	19.0	5.0	0.2
鶏もも肉（皮付き）	0	190	16.6	14.2	0.2
鶏砂肝	0	86	18.3	1.8	0.1
鶏手羽元（皮付き）	0	175	18.2	12.8	0.2
鶏手羽先（皮付き）	0	207	17.4	16.2	0.2
鶏手羽中（スペアリブ）	0	189	17.8	14.3	0.2
鶏ささみ	0.1	98	23.9	0.8	0.1
鶏むね肉（皮なし）	0.1	105	23.3	1.9	0.1
鶏むね肉（皮付き）	0.1	133	21.3	5.9	0.1
合鴨ロース肉	0.1	304	14.2	29.0	0.2
豚スペアリブ	0.1	366	14.4	35.4	0.1
豚バラ肉	0.1	366	14.4	35.4	0.1
豚ひき肉	0.1	209	17.7	17.2	0.1
豚肩ロース肉	0.1	237	17.1	19.2	0.1
豚もも肉	0.2	171	20.5	10.2	0.1
豚ロース肉	0.2	248	19.3	19.2	0.1
牛肩ロース肉	0.2	295	16.2	26.4	0.1
牛リブロース肉	0.2	380	14.1	37.1	0.1
牛タン	0.2	318	13.3	31.8	0.2
くじら肉	0.2	100	24.1	0.4	0.2
ラム肉	0.2	287	15.6	25.9	0.2
豚ヒレ肉	0.3	118	22.2	3.7	0.1
牛バラ肉	0.3	381	12.8	39.4	0.1
牛ひき肉	0.3	251	17.1	21.1	0.2
牛肩肉	0.3	231	17.1	19.8	0.2
牛サーロイン	0.4	313	16.5	27.9	0.1
牛もも肉	0.4	196	19.5	13.3	0.1
牛ヒレ肉	0.5	177	20.8	11.2	0.1
牛ランプ肉	0.6	234	18.6	17.8	0.1
鶏レバー	0.6	100	18.9	3.1	0.2
豚レバー	2.5	114	20.4	3.4	0.1
牛レバー	3.7	119	19.6	3.7	0.1
肉加工品					
生ハム	0	253	25.7	18.4	5.6

食品名	糖質 g	エネルギー kcal	たんぱく質 g	脂質 g	塩分 g
はんぺん	**11.4**	93	9.9	1.0	1.5
なると	**11.6**	80	7.6	0.4	2.0
魚肉ソーセージ	**12.6**	158	11.5	7.2	2.1
ちくわ	**13.5**	119	12.2	2.0	2.1
さつま揚げ	**13.9**	135	12.5	3.7	1.9
さんまのみりん干し	**20.4**	382	23.9	25.8	3.6
卵・加工品					
ピータン	**0.0**	188	13.7	16.5	2.0
卵黄（鶏卵）	**0.2**	336	16.5	34.3	0.1
うずら卵	**0.3**	157	12.6	13.1	0.3
鶏卵	**0.4**	142	12.2	10.2	0.4
卵白（鶏卵）	**0.5**	44	10.1	Tr	0.5
うずら卵の水煮（缶詰）	**0.6**	162	11.0	14.1	0.5
豆・加工品					
油揚げ	**0**	377	23.4	34.4	0
大豆（ゆで）	**0**	163	14.8	9.8	0
厚揚げ	**0.2**	143	10.7	11.3	0
がんもどき	**0.2**	223	15.3	17.8	0.5
木綿豆腐	**0.4**	73	7.0	4.9	Tr
焼き豆腐	**0.5**	82	7.8	5.7	0
絹ごし豆腐	**1.1**	56	5.3	3.5	Tr
高野豆腐	**1.7**	496	50.5	34.1	1.1
おから（生）	**2.3**	88	6.1	3.6	0
さやいんげん	**2.7**	23	1.8	0.1	0
豆乳（無調整）	**2.9**	44	3.6	2.0	0
大豆（蒸し）	**3.2**	186	16.6	9.8	0.6
湯葉	**3.3**	218	21.8	13.7	0
さやえんどう	**4.5**	38	3.1	0.2	0
豆乳（調整）	**4.5**	63	3.2	3.6	0.1
納豆	**5.4**	190	16.5	10.0	0
スナップエンドウ	**7.4**	47	2.9	0.1	0
グリンピース（生）	**7.6**	76	6.9	0.4	0
大豆（乾燥）	**8.0**	372	33.8	19.7	0
おから（乾燥）	**8.7**	333	23.1	13.6	Tr
きな粉	**10.4**	451	36.7	25.7	0
白いんげん豆（ゆで）	**10.9**	127	9.3	1.2	0
グリンピースの水煮（缶詰）	**12.8**	82	3.6	0.4	0.8
そら豆	**12.9**	102	10.9	0.2	0
あずき（ゆで）	**13.5**	122	8.6	0.8	0
ミックスビーンズ（ゆで）	**14.8**	135	9.3	1.6	0
ひよこ豆（ゆで）	**15.8**	149	9.5	2.5	0
あんこ（こし）	**20.3**	147	9.8	0.6	0
あずき（乾燥）	**34.8**	304	20.8	2.0	0
白いんげん豆（乾燥）	**36.8**	280	22.1	2.5	0
レンズ豆（乾燥）	**44.0**	313	23.2	1.5	0

食品名	糖質 g	エネルギー kcal	たんぱく質 g	脂質 g	塩分 g
たらばがに（足・ゆで）	**0.3**	77	17.5	1.5	0.8
ぶり	**0.3**	222	21.4	17.6	0.1
あさり	**0.4**	27	6.0	0.3	2.2
ほたるいか（ゆで）	**0.4**	91	17.7	2.9	0.6
めざし	**0.5**	206	18.2	18.9	2.8
さざえ	**0.8**	83	19.4	0.4	0.6
ほたて	**1.5**	66	13.5	0.9	0.8
はまぐり	**1.8**	35	6.1	0.6	2.0
うに	**3.3**	109	16.0	4.8	0.6
あわび	**3.6**	76	14.3	0.8	1.1
しじみ	**4.5**	54	7.5	1.4	0.4
かき	**4.9**	58	6.9	2.2	1.2
魚介加工品					
あじの開き干し	**0.1**	150	20.2	8.8	1.7
アンチョビ	**0.1**	157	24.2	6.8	13.1
うなぎ（白焼き）	**0.1**	287	20.7	25.8	0.3
さんまの開き干し	**0.1**	232	19.3	19.0	1.3
ツナ油漬け（缶詰）	**0.1**	289	18.8	24.2	0.9
ほっけの開き干し	**0.1**	161	20.6	9.4	1.8
桜えびの素干し	**0.1**	278	64.9	4.0	3.0
鮭水煮（缶詰）	**0.1**	156	21.2	8.5	0.6
いくら	**0.2**	252	32.6	15.6	2.3
さば水煮（缶詰）	**0.2**	174	20.9	10.7	0.9
ししゃも	**0.2**	152	21.0	8.1	1.2
ツナ水煮（缶詰）	**0.2**	70	16.0	0.7	0.5
いわし油漬け（缶詰）	**0.3**	351	20.3	30.7	0.8
干しえび	**0.3**	207	48.6	2.8	3.8
かつお削り節	**0.4**	327	75.7	3.2	1.2
するめいか	**0.4**	304	69.2	4.3	2.3
たらこ	**0.4**	131	24.0	4.7	4.6
めざし	**0.5**	206	18.2	18.9	2.8
数の子	**0.6**	80	15.0	3.0	1.2
すじこ	**0.9**	263	30.5	17.4	4.8
しめさば	**1.7**	292	18.6	26.9	1.6
あさり水煮（缶詰）	**1.9**	102	20.3	2.2	1.0
辛子明太子	**3.0**	121	21.0	3.3	5.6
うなぎ（かば焼き）	**3.1**	285	23.0	21.0	1.3
さんまの味付け（缶詰）	**5.6**	259	18.9	18.9	1.4
つみれ	**6.5**	104	12.0	4.3	1.4
塩辛	**6.5**	114	15.2	3.4	6.9
さばみそ煮（缶詰）	**6.6**	210	16.3	13.9	1.1
いか味付け（缶詰）	**7.7**	127	21.4	1.8	1.8
かに風味かまぼこ	**9.2**	89	12.1	0.5	2.2
かまぼこ	**9.7**	93	12.0	0.9	2.5
さんまのかば焼（缶詰）	**9.7**	219	17.4	13.0	1.5

食品名	糖質 g	エネルギー kcal	たんぱく質 g	脂質 g	塩分 g
ししとうがらし	**2.1**	25	1.9	0.3	0
セロリ	**2.1**	12	0.4	0.1	0.1
あさつき	**2.3**	34	4.2	0.3	0
カリフラワー	**2.3**	28	3.0	0.1	0
冬瓜	**2.5**	15	0.5	0.1	0
大根	**2.8**	15	0.4	0.1	0
チコリ	**2.8**	17	1.0	Tr	0
ピーマン	**2.8**	20	0.9	0.2	0
なす	**2.9**	18	1.1	0.1	0
うど	**2.9**	19	0.8	0.1	0
細ねぎ	**2.9**	26	2.0	0.3	0
コールラビ	**3.2**	21	1.0	0.0	0
かぶ	**3.4**	19	0.6	0.1	0
キャベツ	**3.4**	21	1.3	0.2	0
ふきのとう	**3.6**	38	2.5	0.1	0
トマト	**3.7**	20	0.7	0.1	0
紫キャベツ	**3.9**	30	2.0	0.1	0
芽キャベツ	**4.4**	52	5.7	0.1	0
しょうが	**4.5**	28	0.9	0.3	0
黄パプリカ	**5.3**	28	0.8	0.2	0
赤パプリカ	**5.6**	28	1.0	0.2	0
ミニトマト	**5.8**	30	1.1	0.1	0
長ねぎ	**5.8**	35	1.4	0.1	0
にんじん	**6.3**	30	0.8	0.1	0.1
ビーツ	**6.6**	38	1.6	0.1	0.1
玉ねぎ	**6.9**	33	1.0	0.1	0
紫玉ねぎ	**7.3**	34	0.9	0.1	0
ごぼう	**9.7**	58	1.8	0.1	0
赤とうがらし（乾燥）	**12.0**	270	14.7	12.0	0
れんこん	**13.5**	66	1.9	0.1	0.1
わさび	**14.0**	89	5.6	0.2	0.1
かぼちゃ	**17.1**	78	1.9	0.3	0
にんにく	**21.3**	129	6.4	0.9	Tr
かんぴょう（乾燥）	**38.0**	239	6.3	0.2	0
野菜加工品					
ザーサイ	**0**	20	2.5	0.1	13.7
じゅんさい	**0**	4	0.4	0	0
白菜の漬物	**1.5**	17	1.5	0.1	2.1
野沢菜漬け	**1.6**	17	1.2	0.1	1.5
たけのこ水煮	**1.7**	22	2.7	0.2	0.0
しば漬け	**2.6**	27	1.4	0.2	4.1
ホールトマト（缶詰）	**3.1**	21	0.9	0.2	Tr
たくあん漬け	**8.5**	43	0.6	0.3	3.3
しょうがの甘酢漬け	**8.9**	47	0.2	0.4	2.0
ミックスベジタブル（冷凍）	**9.2**	67	3.0	0.7	0.1

食品名	糖質 g	エネルギー kcal	たんぱく質 g	脂質 g	塩分 g
ひよこ豆（乾燥）	**45.2**	336	20.0	5.2	0
あんこ（粒）	**48.3**	239	5.6	0.6	0.1
野菜					
クレソン	**0**	13	2.1	0.1	0.1
バジル	**0**	21	2.0	0.6	0
豆もやし	**0**	29	3.7	1.5	0
大葉	**0.2**	32	3.9	0.1	0
タアサイ	**0.3**	12	1.3	0.2	0.1
ほうれん草	**0.3**	18	2.2	0.4	0
モロヘイヤ	**0.4**	36	4.8	0.5	0
つるむらさき	**0.4**	11	0.7	0.2	0
小松菜	**0.5**	13	1.5	0.2	0
みょうが	**0.5**	11	0.9	0.1	0
ルッコラ	**0.5**	17	1.9	0.4	0
サンチュ	**0.5**	14	1.2	0.4	0
春菊	**0.7**	20	2.3	0.3	0.2
大根の葉	**0.7**	17	2.0	0.2	0.1
豆苗	**0.7**	28	3.8	0.4	Tr
チンゲン菜	**0.8**	9	0.6	0.1	0.1
おかひじき	**0.9**	16	1.4	0.2	0.1
サラダ菜	**0.9**	10	1.0	0.2	0
かぶの葉	**1.0**	20	2.3	0.1	0.1
あしたば	**1.1**	30	3.3	0.1	0.2
三つ葉	**1.2**	19	1.9	0.1	0
サニーレタス	**1.2**	15	1.2	0.2	0
ゴーヤー	**1.3**	15	1.0	0.1	0
にら	**1.3**	18	1.7	0.3	0
もやし	**1.3**	15	1.7	0.1	0
かいわれ大根	**1.4**	21	2.1	0.5	0
リーフレタス	**1.4**	16	1.4	0.1	0
ズッキーニ	**1.5**	16	1.3	0.1	0
たけのこ	**1.5**	27	3.6	0.2	0
唐辛子	**1.5**	32	3.4	0.1	0
ブロッコリー	**1.5**	37	5.4	0.6	Tr
オクラ	**1.6**	26	2.1	0.2	0
なばな	**1.6**	34	4.4	0.2	0
レタス	**1.7**	11	0.6	0.1	0
ふき	**1.7**	11	0.3	0	0.1
水菜	**1.8**	23	2.2	0.1	0.1
ケール	**1.9**	26	2.1	0.4	0
きゅうり	**1.9**	13	1.0	0.1	0
トレビス	**1.9**	17	1.1	0.2	0
白菜	**1.9**	13	0.8	0.1	0
はつか大根（ラディッシュ）	**1.9**	13	0.8	0.1	0
アスパラガス	**2.1**	21	2.6	0.2	0

食品名	糖質 g	エネルギー kcal	たんぱく質 g	脂質 g	塩分 g
中華麺（蒸し）	**32.5**	162	4.9	1.7	0.3
米粉パン	**41.4**	256	(8.8)	(6.7)	(0.9)
クロワッサン	**42.1**	438	7.9	26.8	1.2
食パン	**42.2**	248	8.9	4.1	1.2
パン粉（生）	**44.6**	277	11.0	5.1	0.9
生パスタ	**45.4**	232	7.8	1.9	1.2
ナン	**45.6**	257	10.3	3.4	1.3
きりたんぽ	**45.8**	200	3.2	0.4	0
ピザ生地	**48.8**	265	9.1	3.0	1.3
麩・車麩	**51.6**	361	30.2	3.4	0.3
ベーグル	**52.1**	270	9.6	2.0	1.2
小町麩	**53.2**	357	28.5	2.7	0.6
ぎょうざの皮	**54.8**	275	9.3	1.4	0
フランスパン	**54.8**	289	9.4	1.3	1.6
しゅうまいの皮	**56.7**	275	8.3	1.4	0
春巻きの皮	**57.7**	288	8.3	1.6	1.1
パン粉	**59.4**	369	14.6	6.8	1.2
オートミール	**59.7**	350	13.7	5.7	0
十五穀米	**61.5**	353	9.8	6.2	0
押麦	**61.8**	343	10.9	2.1	0
ライ麦粉	**62.9**	324	8.5	1.6	0
そば（乾麺）	**63.0**	344	14.0	2.3	2.2
中華麺（乾燥）	**64.2**	337	11.7	1.6	1.0
そば粉	**65.3**	339	12.0	3.1	0
スパゲッティ（乾麺）	**67.7**	347	12.9	1.8	0
強力粉	**69.0**	337	11.8	1.5	0
うどん（乾麺）	**69.5**	333	8.5	1.1	4.3
そうめん（乾麺）	**70.2**	333	9.5	1.1	3.8
お好み焼き粉	**70.8**	335	10.1	1.9	3.7
米（玄米）	**71.3**	346	6.8	2.7	0
ホットケーキミックス	**72.6**	360	7.8	4.0	1.0
薄力粉	**73.3**	349	8.3	1.5	0
米（もち米）	**76.7**	343	6.4	1.2	0
米（うるち米）	**77.1**	342	6.1	0.9	0
上新粉	**77.9**	343	6.2	0.9	0
ビーフン	**79.0**	360	7.0	1.6	0
白玉粉	**79.5**	347	6.3	1.0	0
コーンフレーク	**81.2**	380	7.8	1.7	2.1
米粉	**81.3**	356	6.0	0.7	0
かたくり粉	**81.6**	338	0.1	0.1	0
ライスペーパー	**83.5**	339	0.5	0.3	1.7
種実類					
くるみ（ロースト）	**4.2**	713	14.6	68.8	0
かぼちゃの種	**4.7**	590	26.5	51.8	0.1
ごま	**5.9**	605	20.3	54.2	0
スイートコーン（缶詰）	**14.5**	78	2.3	0.5	0.5
きゅうりのピクルス	**16.6**	70	0.3	0.1	1.1
クリームコーン（缶詰）	**16.8**	82	1.7	0.5	0.7
福神漬け	**29.4**	137	2.7	0.1	5.1
切り干し大根	**48.4**	280	9.7	0.8	0.5
きのこ・加工品					
マッシュルーム	**0.1**	15	2.9	0.3	0
まいたけ	**0.9**	22	2.0	0.5	0
しめじ	**1.3**	22	2.7	0.5	0
生しいたけ	**1.5**	25	3.1	0.3	0
なめこ	**2.0**	21	1.8	0.2	0
エリンギ	**2.6**	31	2.8	0.4	0
ひらたけ	**3.6**	34	3.3	0.3	0
えのきたけ	**3.7**	34	2.7	0.2	0
えのきたけ味付け（瓶詰）	**12.8**	76	3.6	0.3	4.3
きくらげ（乾燥）	**13.7**	216	7.9	2.1	0.1
干ししいたけ	**15.8**	258	21.2	2.8	Tr
海藻類					
めかぶわかめ	**0**	14	0.9	0.6	0.4
もずく	**0**	4	0.2	0.1	0.2
茎わかめ	**0.4**	18	1.1	0.3	7.9
生わかめ	**2.0**	24	1.9	0.2	1.5
カットわかめ（乾燥）	**2.9**	186	17.9	4.0	23.5
ひじき（乾燥）	**4.2**	186	9.2	3.2	4.7
青のり	**5.8**	249	29.4	5.2	8.1
焼きのり	**8.3**	297	41.4	3.7	1.3
あおさ	**12.6**	201	22.1	0.6	9.9
味付けのり	**16.6**	301	40.0	3.5	4.3
のり佃煮	**17.0**	148	14.4	1.3	5.8
塩昆布	**23.9**	193	16.9	0.4	18.0
いも・加工品					
こんにゃく	**0.1**	5	0.1	Tr	0
しらたき	**0.1**	7	0.2	Tr	0
じゃがいも	**8.4**	59	1.8	0.1	0
里いも	**10.8**	53	1.5	0.1	0
長いも	**12.9**	64	2.2	0.3	0
さつまいも	**29.7**	126	1.2	0.2	Tr
春雨（乾燥）	**85.4**	346	0	0.2	Tr
くずきり（乾燥）	**86.8**	341	0.2	0.2	0
タピオカ（乾燥）	**87.3**	352	0	0.2	Tr
穀類					
うどん（ゆで）	**20.3**	95	2.6	0.4	0.3
そば（ゆで）	**23.1**	130	4.8	1.0	0
そうめん（ゆで）	**24.9**	114	3.5	0.4	0.2
ちくわぶ	**29.6**	160	7.1	1.2	0

食品名	糖質 g	エネルギー kcal	たんぱく質 g	脂質 g	塩分 g
調味料					
かつおだし	**0**	2	0.4	Tr	0.1
煮干しだし	**0**	1	0.1	0.1	0.1
食塩	**0**	0	0	0	97.3
昆布だし	**0.9**	4	0.1	Tr	0.2
ワインビネガー	**1.2**	36	0.1	Tr	0
ナンプラー	**2.7**	47	9.1	0.1	22.9
ゆずこしょう	**3.1**	37	1.3	0.8	25.2
マヨネーズ	**3.6**	669	1.4	76.0	1.9
豆板醤	**3.6**	49	2.0	2.3	17.8
だししょうゆ	**4.1**	40	(4.0)	0	(7.3)
日本酒	**4.9**	107	0.4	Tr	0
薄口しょうゆ	**5.8**	60	5.7	0	16.0
米酢	**7.4**	59	0.2	0	0
濃口しょうゆ	**7.9**	77	7.7	0	14.5
トマトピューレ	**8.1**	44	1.9	0.1	Tr
めんつゆ(ストレート)	**8.7**	44	2.2	0	3.3
黒酢	**9.0**	66	1.0	0	Tr
ポン酢しょうゆ	**10.5**	62	3.7	0	7.8
デミグラスソース	**11.0**	82	2.9	3.0	1.3
すし酢	**14.3**	81	(0.2)	0	(9.8)
たまりじょうゆ	**15.9**	111	11.8	0	13.0
みそ(淡色辛みそ)	**17.0**	182	12.5	6.0	12.4
みそ(八丁みそ)	**17.0**	178	13.1	5.5	13.0
オイスターソース	**18.1**	105	7.7	0.3	11.4
バルサミコ酢	**19.4**	116	0.5	0	0.1
麦みそ	**23.7**	184	9.7	4.3	10.7
スイートチリソース	**24.4**	112	1.8	0.1	3.0
トマトケチャップ	**25.9**	106	1.6	0.2	3.1
ウスターソース	**26.6**	122	1.0	0.1	8.5
中濃ソース	**29.9**	132	0.8	0.1	5.8
和風だし(顆粒)	**31.1**	223	24.2	0.3	40.6
焼肉のたれ	**31.9**	165	(4.3)	(2.2)	(8.3)
みそ(甘みそ)	**32.3**	206	9.7	3.0	6.1
お好み焼きソース	**32.8**	146	1.6	0.1	4.9
甜麺醤	**35.0**	249	8.5	7.7	7.3
中華だし(顆粒)	**36.6**	210	12.6	1.6	47.5
カレールウ	**38.3**	474	6.5	34.1	10.6
ブイヨン(顆粒)	**41.8**	233	7.0	4.3	43.2
本みりん	**43.2**	241	0.3	Tr	0
ハヤシルウ	**45.0**	501	5.8	33.2	10.7
香辛料					
粒マスタード	**12.7**	229	7.6	16.0	4.1
練りマスタード	**13.1**	175	4.8	10.6	3.0
カレー粉	**26.4**	338	13.0	12.2	0.1

食品名	糖質 g	エネルギー kcal	たんぱく質 g	脂質 g	塩分 g
アーモンド(ロースト)	**9.7**	608	20.3	54.1	0
落花生(ロースト)	**9.9**	613	25.0	49.6	0
アーモンド(乾燥)	**10.8**	609	19.6	51.8	0
ピーナッツバター	**17.3**	599	20.6	50.4	0.9
栗	**32.7**	147	2.8	0.5	0
ぎんなん	**33.2**	168	4.7	1.6	0
果実類					
ブラックオリーブ(種なし)	**0.5**	141	0.8	14.3	5.1
グリーンオリーブ(種なし)	**1.2**	148	1.0	15.0	3.6
アボカド	**2.3**	178	2.1	17.5	Tr
梅干し(種なし)	**5.3**	29	0.9	0.7	18.2
ラズベリー	**5.5**	36	1.1	0.1	0
いちご	**7.1**	31	0.9	0.1	0
パパイヤ	**7.3**	33	0.5	0.2	0
レモン	**7.6**	43	0.9	0.7	0
桃	**8.9**	38	0.6	0.1	0
オレンジ	**9.0**	42	1.0	0.1	0
グレープフルーツ	**9.0**	40	0.9	0.1	0
グレープフルーツ(ピンク)	**9.0**	40	0.9	0.1	0
すいか	**9.2**	41	0.6	0.1	0
ブルーベリー	**9.6**	48	0.5	0.1	0
メロン	**9.8**	40	1.1	0.1	0
梨	**10.4**	38	0.3	0.1	0
キウイフルーツ	**10.8**	51	1.0	0.2	0
みかん	**11.0**	49	0.7	0.1	0
いちじく	**12.4**	57	0.6	0.1	0
パイナップル	**12.5**	54	0.6	0.1	0
ラ・フランス	**12.5**	48	0.3	0.1	0
きんかん	**12.9**	67	0.5	0.7	0
さくらんぼ	**14.0**	64	1.0	0.2	0
りんご	**14.3**	56	0.2	0.3	0
かき	**14.3**	63	0.4	0.2	0
ぶどう	**15.2**	58	0.4	0.1	0
マンゴー	**15.6**	68	0.6	0.1	0
アメリカンチェリー	**16.6**	70	0.6	0.1	0
黄桃(缶詰)	**19.2**	83	0.5	0.1	0
白桃(缶詰)	**19.2**	82	0.5	0.1	0
フルーツミックス(缶詰)	**19.2**	79	0.4	0.1	0
パイナップル(缶詰)	**19.8**	76	0.4	0.1	0
バナナ	**21.4**	93	1.1	0.2	0
プルーン(乾燥)	**55.2**	211	2.4	0.2	0
干しがき	**57.3**	274	1.5	1.7	0
あんず(乾燥)	**60.6**	296	9.2	0.4	0
いちじく(乾燥)	**64.6**	272	3.0	1.1	0.2
干しぶどう	**76.2**	324	2.7	0.2	Tr

食品名	糖質 g	エネルギー kcal	たんぱく質 g	脂質 g	塩分 g
プロセスチーズ	**1.3**	313	22.7	26.0	2.8
チェダーチーズ	**1.4**	390	25.7	33.8	2.0
カッテージチーズ	**1.9**	99	13.3	4.5	1.0
パルメザンチーズ	**1.9**	445	44.0	30.8	3.8
生クリーム（植物性）	**3.3**	353	1.3	39.5	0.1
モッツァレラチーズ	**4.2**	269	18.4	19.9	0.2
牛乳	**4.8**	61	3.3	3.8	0.1
ヨーグルト（無糖）	**4.9**	56	3.6	3.0	0.1
低脂肪乳	**5.5**	42	3.8	1.0	0.2
生クリーム（動物性）	**6.5**	404	1.9	43.0	0.1
ソフトドリンク					
ウーロン茶	**0.1**	0	Tr	0	0
ほうじ茶	**0.1**	0	Tr	0	0
紅茶	**0.1**	1	0.1	0	0
せん茶	**0.2**	2	0.2	0	0
麦茶	**0.3**	1	Tr	0	0
コーヒー	**0.7**	4	0.2	Tr	0
ミルクティー	**1.3**	17	0.9	1.0	0
エスプレッソ	**3.5**	20	1.0	Tr	0
カフェラテ	**4.2**	52	2.8	3.2	0.1
牛乳	**4.8**	61	3.3	3.8	0.1
スポーツドリンク	**5.1**	21	0	Tr	0.1
ココア	**9.8**	94	4.1	4.7	0.1
サイダー	**10.2**	41	Tr	Tr	0
コーラ	**11.4**	46	0.1	Tr	0
甘酒	**17.9**	76	1.7	0.1	0.2
アルコール					
ウィスキー	**0**	234	0	0	0
ブランデー	**0**	234	0	0	0
焼酎（25度）	**0**	144	0	0	0
泡盛	**0**	206	Tr	Tr	0
ハイボール	**0**	44	0	0	0
ウオッカ（ダブル）ロック	**0**	237	0	0	0
赤ワイン	**1.5**	68	0.2	Tr	0
白ワイン	**2.0**	75	0.1	Tr	0
シャンパン	**2.2**	80	0.1	0	0
チューハイ	**2.8**	51	0	0	0
ビール	**3.1**	39	0.3	0	0
黒ビール	**3.4**	45	0.4	Tr	0
日本酒	**3.6**	102	0.4	Tr	0
ロゼワイン	**4.0**	71	0.1	Tr	0
紹興酒	**5.1**	126	1.7	Tr	0
梅酒	**20.7**	155	0.1	Tr	0

食品名	糖質 g	エネルギー kcal	たんぱく質 g	脂質 g	塩分 g
練りわさび	**39.8**	265	3.3	10.3	6.1
練りがらし	**40.1**	314	5.9	14.5	7.4
ナツメグパウダー	**47.5**	520	5.7	38.5	0
バジル（乾燥）	**50.6**	308	21.1	2.2	0.1
パセリ（乾燥）	**51.6**	307	28.7	2.2	2.2
パプリカパウダー	**55.6**	341	15.5	11.6	0.2
チリパウダー	**60.1**	374	15.0	8.2	6.4
黒こしょう	**66.6**	362	11.0	6.0	0.2
一味唐辛子	**66.8**	412	16.2	9.7	0
さんしょう	**69.6**	375	10.3	6.2	0
白こしょう	**70.1**	376	10.1	6.4	0
ガーリックパウダー	**73.8**	380	19.9	0.8	0
オールスパイス	**75.2**	364	5.6	5.6	0.1
シナモンパウダー	**79.6**	356	3.6	3.5	0.1
甘味料					
ブルーベリージャム	**39.5**	174	0.7	0.3	0
黒みつ	**50.5**	199	1.0	0	Tr
いちごジャム	**62.0**	250	0.4	0.1	0
マーマレード	**62.5**	233	0.2	0.1	0
メープルシロップ	**66.3**	266	0.1	0	0
白みつ	**67.9**	267	0	0	0
ガムシロップ	**76.6**	294	0	0	0
はちみつ	**81.9**	329	0.3	Tr	0
水あめ	**85.0**	342	0	0	0
黒砂糖	**90.3**	352	1.7	Tr	0.1
きび砂糖	**99.0**	393	0.2	Tr	0
三温糖	**99.0**	390	Tr	0	Tr
上白糖	**99.3**	391	0	0	0
粉砂糖	**99.7**	393	0	0	0
グラニュー糖	**100.0**	393	0	0	0
油脂類					
あまに油	**0**	897	0	100.0	0
えごま油	**0**	897	0	100.0	0
オリーブ油	**0**	894	0	100.0	0
ごま油	**0**	890	0	100.0	0
なたね油	**0**	887	0	100.0	0
ラード	**0**	885	0	100.0	0
大豆油	**0**	885	0	100.0	0
バター（食塩不使用）	**0.2**	720	0.5	83.0	0
バター（有塩）	**0.2**	700	0.6	81.0	1.9
マーガリン	**0.5**	715	0.4	83.1	1.3
バター（発酵）	**4.4**	713	0.6	80.0	1.3
乳類・乳製品					
カマンベールチーズ	**0.9**	291	19.1	24.7	2.0
ブルーチーズ	**1.0**	326	18.8	29.0	3.8

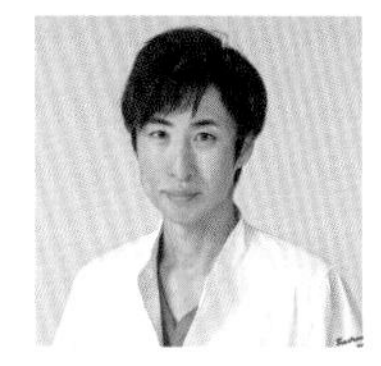

著者 **前川 智**（まえかわ さとし）

1975年大阪府岸和田市生まれ。産業医科大学医学部卒。現・長野松代総合病院ダイエット科部長、消化器内科部長。日本肥満学会肥満症専門医・指導医。医学博士。2010年より、糖質制限による食事療法・行動療法・運動療法を組み合わせた正しい減量プログラムを行う「ダイエット入院」を実施。これまで1000人以上の患者が入院し、100%の人が減量に成功している。著書に『やぶ患者になるな!』（幻冬舎）、監修書に『10分で2品! やせる糖質オフレシピ』（西東社）、『内臓脂肪もスッキリ落ちる やせる! 糖質オフ決定版』（永岡書店）、『一週間で痩せる!自宅でできる糖質制限プログラム』（ぴあ）がある。NHK「チョイス＠病気になったとき」、CBCテレビ「ゴゴスマ〜GOGO！Smile！〜」など、テレビ出演も多数。

料理	長野松代総合病院栄養管理部
栄養計算	弥冨秀江（株式会社ヘルスイノベーション）
運動指導	渡邊 徹（フィットネスサロンCLUB-J、長野市）
デザイン	毛利則之（梅田敏典デザイン事務所）
イラスト	アライヨウコ
撮影	田中宏幸
写真等協力	食のスタジオ、STUDIO DUNK、田口周平、Getty Images
校閲	池田明美（夢の本棚社）
編集協力	平山祐子、吉崎明花

イラスト&図解（ずかい）
ゼロから知（し）りたい! 糖質（とうしつ）の教科書（きょうかしょ）

2021年5月20日発行　第1版
2022年1月20日発行　第1版　第5刷

著　者　前川 智
発行者　若松和紀
発行所　株式会社 西東社
〒113-0034　東京都文京区湯島2-3-13
https://www.seitosha.co.jp/
電話　03-5800-3120（代）

※本書に記載のない内容のご質問や著者等の連絡先につきましては、お答えできかねます。

ISBN 978-4-7916-3109-4